感覚過敏は治りますか？

栗本啓司
KURIMOTO Keiji
著

花風社

感覚過敏さえ治れば
発達凸凹のある人たちは
相当生きやすくなる。

第二部 実践編 …… 101

第一部

理論編

第一章 感覚過敏とは何か？

感覚過敏が治ることの大切さ

浅見 栗本さんのデビュー作『自閉っ子の心身をラクにしよう！――睡眠・排泄・姿勢・情緒の安定を目指して今日からできること』が出て四年です。というか、この本を作っている現時点で三年半です。

栗本さんにとってこの三年半ないし四年は短かったですか？ 長かったですか？

栗本 短かったですね。短かいけれども、子どもたちの成長には大切な時間でした。

浅見　私としては、「あらまだ三年半?・」って感じです。栗本さんが発達障害の世界にもたらしてくれた身体に関する知見を「もっと早く知りたかった」というお声を読者の方たちからいただいていますし。

栗本さんが発達援助の世界にもたらしてくれた新しい知見をまとめるとこうなります。

・発達障害、発達遅滞という以上内臓や関節や「身体の動き」にも発達の遅れがある。
・その遅れやヌケは取り戻せる。
・その遅れやヌケを取り戻すことで情緒や学習能力にもいい影響が出てくることが多い。

この知見があるかないかで、発達障害の一次障害特性が改善できるかどうか、その可能性がかなり違ってきます。それが世の中に出てまだたった三年半です。もっと早くわかっていればもっと多くの人がラクになったのになあ、と思います。でも身体はいくつになっても変わっていきますから、大人でも今からでも間に合います。つまり、まだまだ今後できることが多いということですね。

発達障害、発達遅滞という以上、内臓や関節にも発達のヌケがあると考えるのが合理的。そこに働きかけて一次障害特性をラクにしていく方法が見つかった。

浅見 それまでも、感覚統合など、各種身体的な側面に働きかける療育理論はあり、一定の評価をされていましたし一定の効果も上げていたようです。でも発達障害の分野で、内臓や関節の機能の遅れに初めて注目してその時代の変わり目に立ったのが黄色本こと『自閉っ子の心身をラクにしよう！――睡眠・排泄・姿勢・情緒の安定を目指して今日からできること』だったのではないかと自負しています。

この本を「黄色本」と略称で呼ぶようになったのは、サブタイトルを盛り込みすぎて書名が長くなってしまったせいです。それは、「とにかく多方面でラクになってほしい」という私の欲張りな気持ちがもたらしたものです。けれども、「睡眠・排泄・姿勢・情緒の安定を目指して今日からできること」の中に感覚過敏は入っていません。ただ、感覚過敏が治る人が出てくるだろうな、というのは黄色本を作っている最中からわかっていたことでした。たとえば、聴覚過敏と首の関係なども盛り込みましたし。

栗本　はい。聴覚過敏と首の状態は関係があります。

浅見　制作当時、地域支援に取り組んでいらっしゃる方に「首と聴覚過敏は関係があるから、首の状態を整えることによって聴覚過敏がよくなっていくらしい」という話をしたんです。そうしたら真剣な顔をされて「全員でなくて何割かの人だけでもその方法で治るのなら治ってほしい」と切なる願いを吐露されていました。感覚過敏は、本当に見ているとつらそうですから周囲としては治ってほしい、と強く思わされる特性なんですね。

私は支援者ではなく、自閉症の人と一緒に仕事をする立場でした。その私から見て、感覚過敏は障害特性の本丸なのです。過敏がある人は人々と空間を共有するのが難しく、それが不登校やひきこもりの原因にもなっています。社会性やコミュニケーション力を伸ばそうとアプローチするより、まずここを治した方が近道なのではないか、と『自閉っ子、こういう風にできてます！』（ニキ・リンコ＋藤家寛子＝著）を出版した当時から考えていたのです。

栗本　空間の中で相手とのスペースをとること、声を出すこと、相手の言葉を聞くこと、すべての土台にまず身体に入ってくる感覚刺激の影響がありますから、感覚刺激への反応を整えることでコミュニケーション能力にいい影響が出ることは当然のことですね。

浅見　感覚は動きにつながりますからね。栗本さんは『人間脳の根っこを育てる——進化の過程をたどる発達の近道』の中で動きの発達に関してピラミッドを書いてくださいましたが、この動きはすべて感覚刺激を受けて発達するわけですから。

胎児から赤ちゃんの運動発達

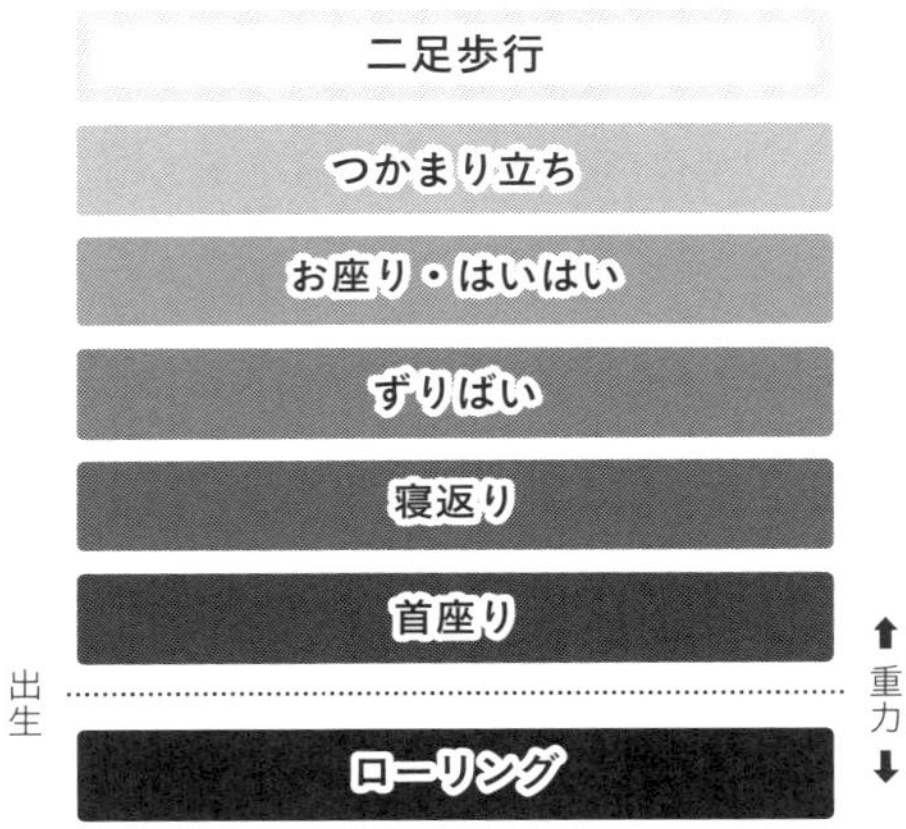

＊『人間脳の根っこを育てる』栗本啓司＝著より

感覚過敏は社会参加の大きな妨げになってきた。そしてコミュニケーションには身体を使う以上、感覚が整い、人間らしい動きが獲得できることによってコミュニケーション力が上がるのは当然のことである。

浅見 身体への働きかけに障害の一次特性にすら効果があるのは、わかる人にはわかっていたことなのです。身体感覚は一人の人間にとって「周囲の世界」との接点ですから。

そして、新たに制定された米国『精神疾患の分類と診断の手引き〈第五版〉（ＤＳＭ−５）』で、発達障害は神経発達障害と定義されました。ならば身体アプローチに効果があるのは当たり前ですよね。神経は全身に張り巡らされていますから。

「言葉では治らない領域にバグを持っていた人たちだから言葉以前の領域へのアプローチしか効果がない領域があったんだなあ」とわかってからは「身体アプローチ」を「言葉以前のアプローチ」と呼ぶようになりました。賛同者も年々増えています。

発達障害の人は言葉以前の領域に不具合を持っている。言葉によるアプローチに効果がなくても言葉以前のアプローチには効果があることがある。

ただ、

・認知面・学習面の土台が身体にある、ということを納得できる人とできない人がいる。
・「障害のある人は世の中がまるごと受け止めるべきであり、個体の方を改善するという考え方は正しくない」という思想が障害者関係の世界の一部では根強い。

のも確かなのですね。

「本人ではなく社会を変えるべきである」という思想に対し私は、徹頭徹尾本人側に立って想像力を働かせてみて「社会が変わるのを待っているよりこの世界に生きるのがラクな身体になった方がいいだろう」と仮説を立ててそのための方策を探ってきました。その中で「治るものなら治りたいけれどもそもそも身体を動かすなんてしんどい」人たちとも出会いました。

そしてこれまでの療育の場における身体アプローチと栗本さんが実践するコンディショニングの決定的に違うところ、それは「鍛える」というより「弛める」ことに主眼を置いているところです。だから運動嫌いの人も、苦しいのが嫌いな人も取り組みやすいんですよね。

「鍛える」のではなく「弛める」方向で身体を整えていくという発想をしてみよう。

栗本　発達障害が神経発達の障害ならば、脊椎動物がたどってきた進化と発達の動きをたどった無理のない動きから積み上げていって発達を援助しよう、という考えを私は持っています。それを『人間脳の根っこを育てる――進化の過程をたどる発達の近道』にまとめました。こうやって三年半の間に書籍が三冊出て、おかげさまで全国様々な気候の地で生きる多くの人をみる機会に恵まれました。そしてまた、わかってきたことがありました。結局、黄色本に載っていることをていねいにやれば感覚過敏は相当ラクになるはずだ、ということです。たくさんの方々にお会いしたあと、それはますます強く実感することになりました。

なぜまだ、感覚過敏が治らない人がいるのか？

浅見　そうなんです。ちょっと整理してみましょう。

まず身体をラクにして、睡眠を確保し、内臓や関節のコンディションをよくして情緒等障害の一次特性に働きかけようよ、と呼びかけた本が黄色本こと『自閉っ子の心身をラクにしよう！――睡眠・排泄・姿勢・情緒の安定を目指して今日からできること』です。

そして、自閉圏の人と仕事をし始めた当初から、季節に体調が翻弄されすぎるのに気づいていた私が、この社会進出を妨げている不便さを解決できないか、という問題意識から作った本が芋本こと『芋づる式に治そう！――発達凸凹の人が今日からできること』です。

そして神経発達障害なら神経の発達をたどり直そうよ、と作ったのが根っこ本こと『人間脳の根っこを育てる――進化の過程をたどる発達の近道』です。

この三冊のタイトル、サブタイトルのどこにも、感覚過敏の文字はありません。でも身体はつながっていますから、コンディションが整えば感覚過敏は治る。実際にこの三冊が出て、感覚過敏が治った人が増えたのです。

でもまだ治らない人もいる。なぜかな、と思うんです。

栗本　そうなんです。治った人もたくさんいる。でもそのわりにどこに出かけてもまずきかれるのが「聴覚過敏にはどうすればいいですか?」なんです。どうやら治っていない人

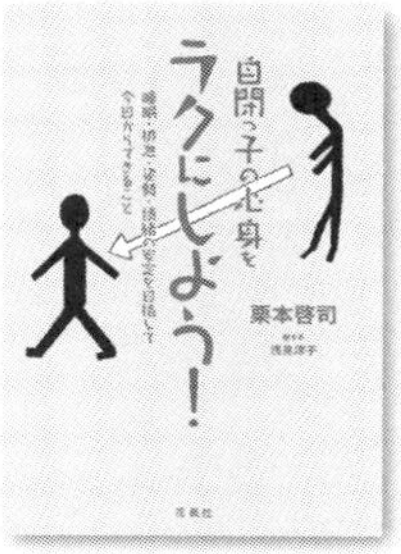

『自閉っ子の心身をラクにしよう!』

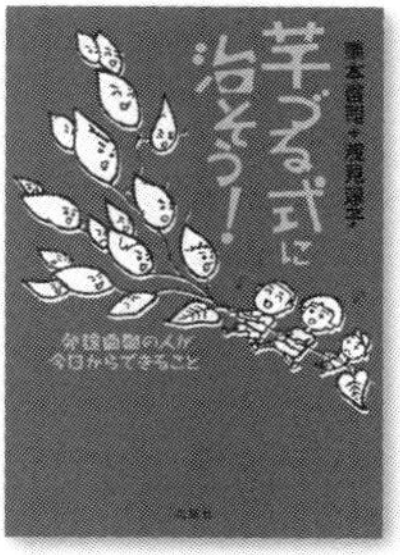

『芋づる式に治そう!』

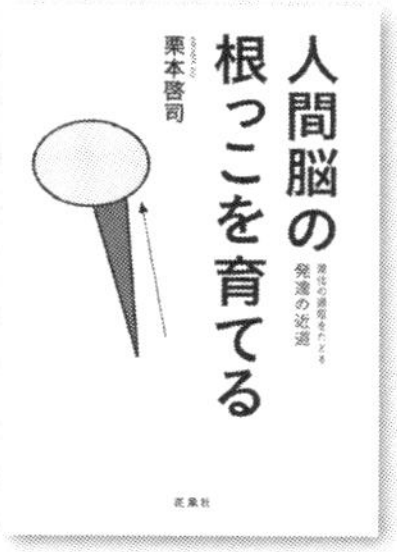

『人間脳の根っこを育てる』

もいるみたいなんですよね。

浅見　より手強い特性を持っているから治らない、という人がいる、ということは今の時点で否定できませんよね。

栗本　できませんね。生まれつきの特性の強さに違いがあるのはありうることです。

浅見　ただ、もしかしたら、読み手側の応用力の差が出てしまっているのかな？　という疑問が出てきたんです。

栗本　それもありそうですね。

浅見　それならいっそのこと『感覚過敏は治りますか？』という本を作ってしまったほうがいいのだろうか、と思って今話をしているんですよね。でもタイトルだけ変えて中身が『自閉っ子の心身をラクにしよう！――睡眠・排泄・姿勢・情緒の安定を目指して今日からできること』と同じだったら詐欺になってしまうし。

感覚過敏について新しくわかったたくさんのこと

栗本　いや、感覚過敏については、新しくわかったことが本当にたくさんあります。これは、ありがたいことに本の出版を機に私自身が多くの方々とお会いできた経験の賜物です。だから前と同じにはならないと思います。

浅見　そうなのですか？　感覚過敏について新たにわかったことがあるのですか？　たとえばどのようなことですか？

栗本　たとえば、子どもと成人の感覚過敏は別のものと考えた方がいい、とか。

浅見　そうなのですか？　別のものと考えたほうがいい、とは、そう考えた方が治りやすい、ということですか。

栗本　そうです。

子どもと成人の感覚過敏は別のものと考えた方が治りやすい。

浅見 そうだったんですか……。

栗本 はい。どうもそのようです。別のものと考え、アプローチの仕方を変えた方が治りやすい、という実感があります。

浅見 なるほど。

その他にどういう新しい知見がありますか？

栗本 私は様々な人たちの不調の訴えを聞き、何か疑問があると、基礎的な生理学に立ち戻ることにしています。そして、その人の身体の動きもよく観察することにしています。

浅見 身体の動きを観察するとは？

栗本 動く際、どこに力が入っているか、あるいは入っていないかを観察します。また、仕草などをよくみるようにします。そうするとたとえば聴覚過敏なら、首の状態との関連だけではなく、顎関節の状態との関係、足首、足裏との関係、皮膚との関係、泌尿器系統との関係、股関節との関係などがありそうだ、と気づきがあるのです。そしてそこに働きかけていけば、聴覚過敏はラクになっていきます。

浅見 身体はつながっているからですね。だから足首や足裏、皮膚などの状態と聴覚もつながっているんですね。

栗本 そうです。

浅見 だからこれまでの本に載っていたコンディショニングの実践で治っていった人も多かったわけですね。全体として身体の調子がよくなっていくので、別に首とか足裏とか泌尿器とか細かく考えなくても生体として調子よく回っていくと過敏もいつの間にか消えていった人もいた。

栗本 そうです。そういう人も多かったと思います。

> 感覚上の問題の訴えをきいたとき、基礎的な生理学に立ち返り、身体の動きを観察すると解決できることが多い。

感覚過敏を治すのは誰か?

浅見　だから感覚過敏が治る人は多いんですね。本当に治るんです。いつまでも悩んでいなくてもいい問題だというのが実感なんです。
　でも、そのわりに、「感覚過敏を治すお医者さん」はめったにいないんですよね、率直に言って。

栗本　感覚過敏を治すのはお医者さんを初めとする専門家じゃないからでしょう。その専門家にはもちろん私も含まれます。

浅見　そうなのですか。やはり治すのはお医者さんを初めとする専門家じゃないのですか。じゃあ誰なんだろう? 感覚過敏が治ってきた人はたくさんいたけれど、誰が治してきたんだろう?

栗本　成人の人は本人ですね。

浅見　やっぱりそうですよね。で、お子さんの場合には?

栗本　主役は親御さんです。

浅見　あ〜。そう言っちゃいますか。言い切っちゃいますか。嫌われますよ〜、栗本さん。発達障害の支援の世界では、親の努力が予後を左右するという考え方はタブーなので。

栗本　でも本当です。感覚過敏に関しては、治す主役は親御さんです。なぜかというと、私を含めて支援者は生活そのものにはかかわっていないでしょう？　生活場面はみられないでしょう？　生活に一番かかわれるのは親御さんなんです。

浅見　ということは、感覚過敏が治るとすれば、生活の中で治っていくものなのですね。特殊な訓練を通じてではなく。

栗本　そうです。

> 感覚過敏は医療や福祉の支援の場ではなく生活の中で治っていくもの。だから子どもの感覚過敏を治すのは保護者など、生活をともにする人。成人なら本人。

感覚は慣れるものではなく、育てるもの

栗本　教育現場などでは、感覚過敏のある子に「慣れさせよう」という誤った指導がなされることもあるようですね。けれどもそれでは感覚過敏は治りません。なぜなら、感覚は慣れるものではないからです。感覚は、育てるものなんです。感覚を育てることこそ、感覚過敏に悩まされない状態へと続く近道なんです。そして成長期の感覚は変化していくことを覚えておかなければいけないと思います。

浅見　慣れさせるのではなく育てる。なるほど。その方が近道なのですね。

感覚は「慣れさせる」というより「育てる」と意識するのが感覚過敏をラクにする近道である。

感覚が育つとはどういうことか？

浅見 じゃあ感覚がどうやって育っていくのか、そこから教えていただけますか？

栗本 感覚は刺激を受けて育っていきます。

浅見 なるほど、おっしゃるとおりですね。

栗本 だから、聴覚過敏だからと言ってイヤマフやヘッドフォンですべての音を遮断していたら、育ちません。イヤマフで防備するのを否定はしませんが、いつの間にかいらなくなっていく人はたくさんいるでしょう？

浅見 たしかにそうですね。いつの間にか使わなくなる人も多いですね。

刺激を受けなくては感覚は育たない。でも「慣れさせる」という発想ではだめなのでしょう？ 慣れさせるという発想ではいけないけれど、刺激は与えたほうがいいのですか？

栗本 たとえば聴覚過敏の人でも、受け入れられる音はあるでしょう？

浅見 そうですね。そして聴覚過敏な人は、むしろ「好きな音」があるのではないかと思えることもあります。過敏と「耳の良さ」って紙一重ですから、むしろ聴覚に無頓着な人より好きな音があるような気がします。音楽が好きな人も多いですし。

栗本 ならば好きな音の刺激を楽しんでもらって、そこから受け入れられる感覚を広げていけばいいのです。

浅見 なるほど！　それは治っていった成人当事者が自然にやってきたことかもしれません。苦手な音をシャットアウトしながら、好きな音は聴く。自然にそういう自己治療をしてきた人も多いと思います。

栗本 最初に嫌いな音を聴かせたらブロックするでしょう。でも好きな音もある。受け入れられる刺激を受けて、感覚は育っていきます。

感覚は刺激を受けて育っていく。心地よい感覚があるのならそれを味わわせてあげて、そこから受け入れられる感覚を広げてもいい。

栗本　でも毎日体調が同じわけではないですね。だから、この刺激は今日は好きだけど明日はだめかもしれない。その逆もあるかもしれない。どういう刺激なら受け入れやすいのかていねいにみて、その刺激を与えてあげることが感覚を育てます。感覚は刺激を受け取って育ち、刺激を受け取ることで次の成長が出てくるんです。

浅見　味覚なんかはまさにそうですね。子どもから大人になるにつれ、受け入れられる味覚、おいしいと感じる味覚はだんだん広がっていきますよね。

栗本　そして「今日、どの刺激なら受け入れられるか」をみられるのはいわゆる専門性をもった支援者ではなく、日々の生活をみている親御さんでしょう？　感覚過敏を治すのは親御さんが主役というのはそういうことです。

浅見　なるほど。

栗本　たとえば味覚の問題ですが、『自閉っ子のための道徳入門』の第三章で、賢ママさん（編注：現こよりさん。『支援者なくとも、自閉っ子は育つ――親子でラクになる！　34のヒント』著者）が偏食を治したときのエピソードが出てきますよね。こよりさんのおうちの自閉症のお子さんには偏食があった。でも白いものと長いものは食べる。うどんは食べる。ならお豆腐を長く切ってみると食べる。キュウリを長く切ってみると食べる。それで味を覚えたら今度はお豆腐を短かく切っても食べる。そういう風に、「今受け入れられる感覚」を見つけ、「受け入れられる感覚」を様子を見ながら増やしていく。それが「感覚を育てる」ということです。

〔感覚を育てる〕
受け入れられる感覚を見つける↓その刺激を与える↓成長がある↓様子を見ながら刺激の幅を広げていく↓受け入れられる感覚の幅が広がる。

合理的配慮と発達を保障する

浅見　なるほど。たしかにこれまで感覚過敏が治ってきた人を見ると

・「無理矢理慣れさせられる」のではなく

・受け入れられる感覚を見つけ
・受け入れられる刺激の幅を増やしていく

というプロセスを経てきたんだろうな、と思います。そして、だからこそ合理的配慮が発達保障になっているんだろうなと思います。他の子には不必要な配慮でも発達上の特性のある子には必要なこともあるし、むしろそこで配慮をした方が発達が促されるんですよね。

このことが学校ではなかなか理解されなくても、学齢期を過ぎると自分の環境を自分で作ることは容易になってきます。たとえば『自閉っ子、こういう風にできてます！』のころにはひどい過敏があった藤家寛子さんは、障害特性に自分で気づくと自分で自分に合理的配慮をするようになりました。あらゆる過敏性があって聴覚も過敏だったんですけど、一方で音楽はとても好きなのですね。だから彼女の場合にはイヤマフで音をシャットアウトするというより、好きな音楽をイヤフォンで聴きながら街を歩いていたんです。そして『30歳からの社会人デビュー――アスペルガーの私、青春のトンネルを抜けてつかんだ未来』などの著作に書いてあるとおり、過敏性が治り、偏食が治り、食べられるようになって体力がついて、いつの間にかイヤフォンをしなくても街を歩けるようになり、そして今は音も光もあふれているドラッグストアで勤務してすでに六年経ちました。
彼女のエピソードからわかるのは、合理的配慮がそのまま発達保障になっていたんだなあということです。自分で自分にした合理的配慮だったんですけど。

感覚過敏に対する合理的配慮は、そのまま発達保障になる。

栗本 成人の方はそうやって自分で感覚過敏を治していけますね。でもお子さんの場合には親御さんが主役です。

浅見 成人と違って自分でイヤマフやイヤフォンを着けるという選択肢があるのがわからないし、「自分は白いものと長いものは食べるんだ」と気づくのもお子さんには難しい。気づいても豆腐とかを一人で買いにいって食卓に出すわけではないし。どういう刺激があるのかわかるほどの経験も積んでいない。

栗本 そうです。成人の人は自分で気をつけて自分に心地よい感覚刺激を与えられるし身体のコンディションも整えることができる。そうすると感覚過敏は治っていくだろうと思います。

成人は自分で感覚過敏を治せる。そのためには次のような方法がある。
・心地よい感覚刺激を自分に与える。
・身体の調子を整える。
＋
・感覚過敏に関する思い込みを外していく（後述）。

感覚過敏の実態を把握しておく

栗本 そして成人の方の感覚過敏には、思い込みも相当あるかと思います。

浅見　あれれ。それもまた、嫌われる発言ですよ〜。発達支援の世界は躍起になって感覚過敏の実在性を訴えてきたんだから。専門家たちは、感覚過敏を治すことより「感覚過敏の実在性」の証明に熱心だったように思えるほどです。

栗本　だから「私って感覚過敏なんです」と訴えてきて、「そして今はどう感じますか？」と聞き取りをすると必死になって過去から語る成人の方も多いですね。小学校のときからどうだったこうだったとか。私としては「今の状態」をきいているんですが。そしてイヤマフをしないと街を歩けないと思い込んでいるんですが、実は外してみると平気だったり。

浅見　ああ、そういうことも多いですね。以前はイヤマフがないと街を歩けなかったのにイヤマフどこにいったかわからなくなっちゃったとかおっしゃる方もいますよ。でもね、必死に語らないといけないほど感覚過敏の実在性を疑われた時代が長く続いたんですよ。

栗本　なるほど。だから疑われないように一生懸命語るんでしょうね。でもその結果、みんなが誰かの受け売りで感覚過敏を語っています。専門家さえ。「音がうるさい？　ああ聴覚過敏ね」。そしてそこで終わり、のように。実は誰も「そもそも感覚過敏とは何なのか？」をきちんと考えていないように思えます。

そろそろ、「感覚過敏とは何か」という実態をきっちり押さえる必要があると思うんです。

一度概念を整理した方がいいですよ。今は混乱しています。誰もが他の誰かの定義を鵜呑みにしている感じです。そしてそのことで「思い込みによる感覚過敏」も生み出されているような気がするんです。

浅見 だったら栗本さん、一回「感覚過敏とは何か」を整理してみましょう。

栗本 そうですね。

ならば、感覚過敏とはいったい何なのか？ 基礎からとらえる

浅見 では、感覚過敏を基礎からとらえてみましょう。ずばりききます。栗本さん、感覚過敏とは何ですか。

栗本 まず、感覚は次のように定義できます。

【感覚とは】

▼もっとも単純な刺激要素を主観的に認める働きのこと。

▼感覚器官（目、耳、鼻、口、皮膚）やそれ以外の各器官（内臓等）から刺激や情報を受け取り、末梢神経の感覚神経を通して脊髄と脳に伝える働き。

浅見　なるほど。で、その感覚が過敏なんですよね？　では、過敏とはどういうことでしょう。

栗本　過敏は次のように定義しています。

【過敏とは】

▼適度な反応ではなく過度に反応してしまうこと。

栗本　そして、「感覚」と「過敏」を合わせると感覚過敏ですね。すなわち

【感覚過敏とは】

▼刺激を受け取る働きが過度になってしまうこと。

と定義できます。
ちなみに身体の器官とは

【器官とは】
▼身体を作っている要素で一定の形態と機能を備えた、身体の部分（肺、心臓、腎臓などはもちろん骨、筋、血管から毛の一本までも器官）。

浅見　いいですね。まず、感覚の定義も過敏の定義もこれまで発達障害の支援の世界が言っていたこととそれほど齟齬がないです。そういう意味であまりこの定義に違和感を感じる人はいないと思います。

一方でこれまで発達障害の感覚過敏の「改善」に取り組んできた支援者は、割と五感と二覚（前庭覚・固有受容覚）以外には興味持たずにきたんですよね。筋肉にも内臓にも関節にも関心がないようでした。でも内臓等も刺激は受け取っているはずなので、ここも合わせて考えた方が治る方向に向かいそうな気がします。

栗本　そうですね。次の章では、五感＋二覚に内臓や関節の問題も含めて考え、感覚過敏を治す切り口を探っていきましょう。

第二章
感覚過敏を治すための五つの切り口

感覚過敏を治す五つの芋づるの端っこ

栗本　さて、感覚過敏の実態を整理していくうちに、感覚過敏が起きる原因を、まずは五つに絞ってみました。

これは、この五つしか原因がないという意味ではありません。

浅見　わかりました。その五つしか原因がない、というのではなく、

・そこからなら「感覚過敏を治すためのアプローチ」ができる

という切り口が五つ見つかったということですね。

栗本　そうです。

浅見　私たちは「治しやすいところから治す」を目指しています。どこか治れば、それにつれて他のところも治っていく様子を目にしてきたからです。まるで、芋づるを引っ張るとお芋がたくさんついてくるように。

そして『芋づる式に治そう！──発達凸凹の人が今日からできること』の出版以来その「治しやすいところ」を「芋づるの端っこ」と呼ぶようになりました。感覚過敏に関して

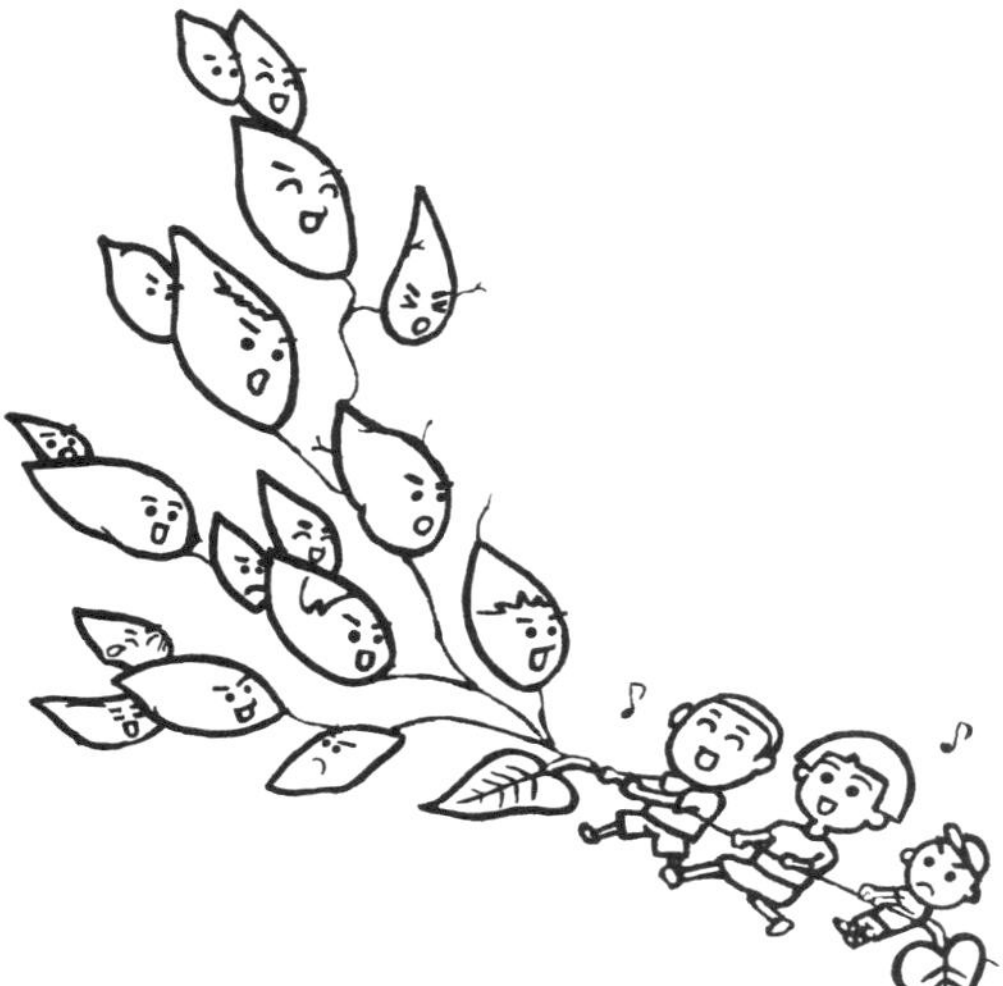

＊『芋づる式に治そう！』栗本啓司＋浅見淳子＝著より

も、その「芋づるの端っこ」が見つかったわけですね。

栗本　はい。感覚過敏に関しては、治る糸口となる「芋づるの端っこ」が五つ見つかったということです。

浅見　感覚過敏を治す五本の芋づるの端っこですか。いいですね。教えてください。

栗本　はい。次の五つです。

★感覚過敏を治す五つの芋づるの端っこ
（＝治すためのアプローチが可能な五つの切り口）
①感覚器官の発達援助
②エネルギー配分への目配り
③皮膚・泌尿器の状態への目配り
④胸の状態への目配り
⑤思い込みからの脱出

浅見　なるほど。ひとつひとつ説明をお願いいたします。

★感覚過敏を治す芋づるの端っこ　その①

感覚器官の発達援助

栗本　まず、感覚過敏の人においては、感覚器官そのものが未発達の状態だということが考えられます。

浅見　そうなのですか？　感じる脳の方ではなくて？

栗本　脳の方にもバグがあるかもしれません。けれども、発達障害は神経発達障害、中枢神経の発達障害でしょう？　だったら感覚器そのものに未発達・発達の遅れがあると考えてよいのではないかと考えられますし実際多くの人がそういう状態像を示しています。

順序立てて説明しましょう。

まずここで言う感覚器官とは、目・耳・鼻・皮膚・口・内臓のことです。感覚刺激は、そういうところから受け取るでしょう？

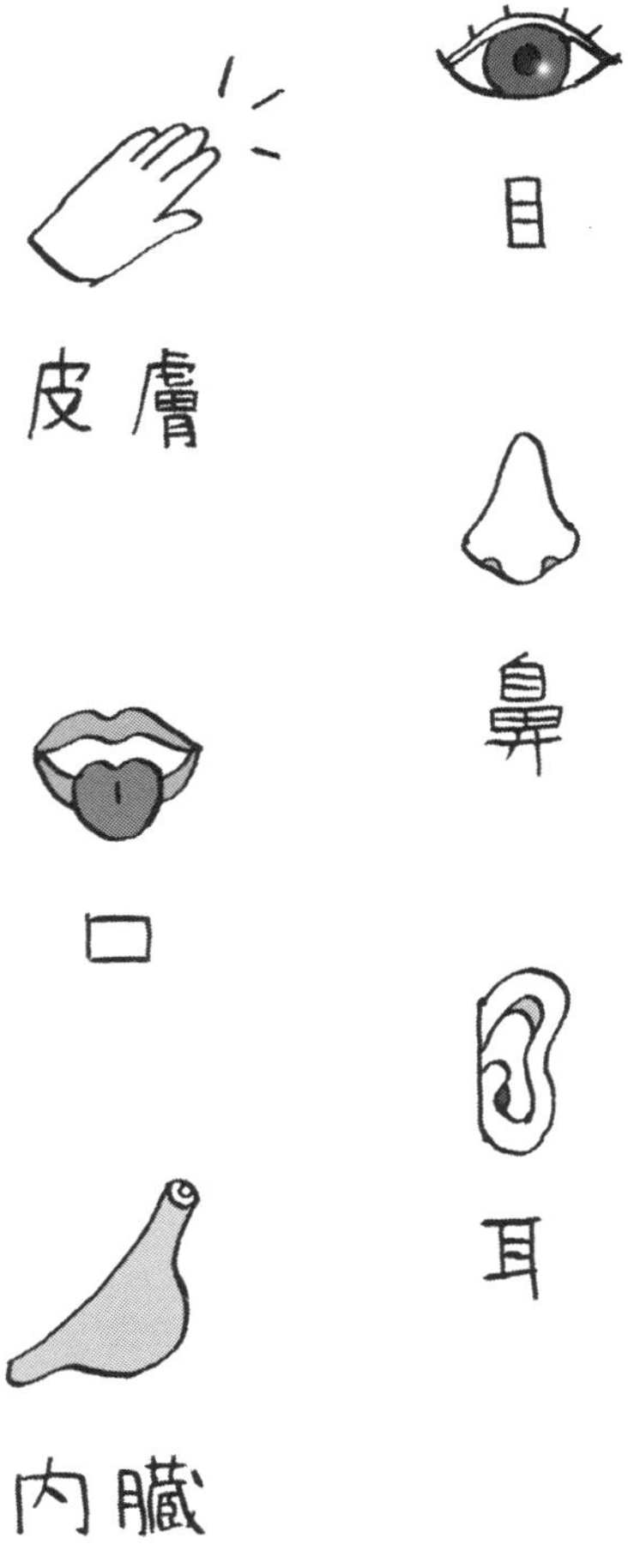

浅見　はい。

栗本　そしてそこから受け取った感覚刺激は末梢神経・感覚神経を経由し、脊髄に行って脳に伝わるんです（嗅覚のみ直接大脳辺縁系へ伝わる）。その経路をまず知っておかないと、どこで感覚過敏が起きているのかわからないと思います。

　感覚過敏について、感覚器官は正常だけど脳が過剰に反応するだけではないかという仮説もあります。でも私は、感覚器官「も」育っていない可能性があるのではないか？　と考えています。

感覚過敏の原因の一つは、感覚器官の未発達ではないか。

浅見　そもそも刺激を受け取る感覚器官にバグがあるのか、あるいはその刺激が脳が伝わるまでのプロセスにバグがあるのか、脳自体にバグがあるのか、それは感覚統合の人たちも議論していたようです。当事者の体験談などにも熱心に耳を傾けて。でも結論が出ているのかどうかはわかりません。「不思議ですねえ」で終わっていたかもしれません。感覚の受け取り方と処理する深部、両方に問題があるのかも、という誰からも突っ込まれない結論でお茶を濁していたかもしれません。正直どっちでもいいんです、治れば。

栗本　伝わるプロセスに問題があることを現時点で否定はしません。けれども、発達障害の人には「感覚器官の未発達がある」と想定していいと思います。

感覚が伝わる経路に問題がある可能性は否定しない。けれども感覚過敏を訴える人の実態を観察すると感覚器官にも未発達があるのではないかと考えられる（↓ならば発達させればよい）。

浅見　栗本さんはなぜ「感覚器官そのものに未発達があるのではないか？」と考えるようになったのですか？

栗本　感覚過敏を訴える人の実態を観察してみたからです。

たとえば聴覚過敏の人は、怖がる音、びっくりする音が決まっていたりしますね。赤ちゃんの泣き声やエアドライヤーに過敏な反応を示す人は多いですね。じゃあ他の音はどう？と思ってみてみると意外と聞き逃していたりします。

浅見　そうそう。そのとおりです。過敏に反応する音がある一方で、全然聴いていない音もある。

栗本　音域が違うと聞こえていないみたいなんですよね。だとするとそれって本当に過敏なのか？　と疑問が沸くんです。たんにある音域をとらえる感覚器官が発達していないだけなのではないでしょうか。

先ほども言ったように、私はこういう疑問があると、成り立ちに戻るんです。

浅見　成り立ち？

栗本　はい。基礎的な生理学に戻ります。そうすると、耳という器官の中で音をとらえているのは蝸牛という器官だとわかります。奥が周波数の低い音域、手前が高い音域をとらえています。そして聞こえが悪くなると、高音域にある有毛細胞から消えていくんです。じゃあ蝸牛ってどう発達しているかというと、どうやら手前から発達していくんですね。

そうなってくると、聴覚過敏は「感覚器官が発達している途中」ではないかという仮説が出てきます。自閉症のお子さんの中には目が回らない人が多い、という現象とも合わせると、三半規管も発達が遅れている、あるいはその途上ではないかという仮説が成り立ちます。

浅見　なるほど。

たとえば聴覚過敏なら、「発達途上の耳の状態ではないか」と仮説が立てられる。

◆姿勢が維持できないのも感覚器の未発達で説明がつく

浅見　そういえば、前庭覚を司る三半規管も蝸牛同様、耳の中にありますね。

栗本　そうです。

浅見　三半規管が前庭覚（編注）（↓48ページ）を司る。そして、前庭覚は姿勢維持に必要な感覚。そこも「弱い」というより「発達途上」だと考えることもできますね。

栗本　そうです。

浅見　つまり、耳そのものが発達途上にあるのかもしれない。だから一定の音域の音にだけ過敏に反応するのかもしれない（＝蝸牛の発達途上）。そして、だから重力の中で姿勢を司る前庭覚の認識が弱いお子さんが多いのかもしれない（＝三半規管の発達途上）。

自閉っ子のフシギな身体感覚を理解するキーワード2

前庭覚《ぜんていかく》とは…

体をまっすぐに保つのに
必要な感覚です

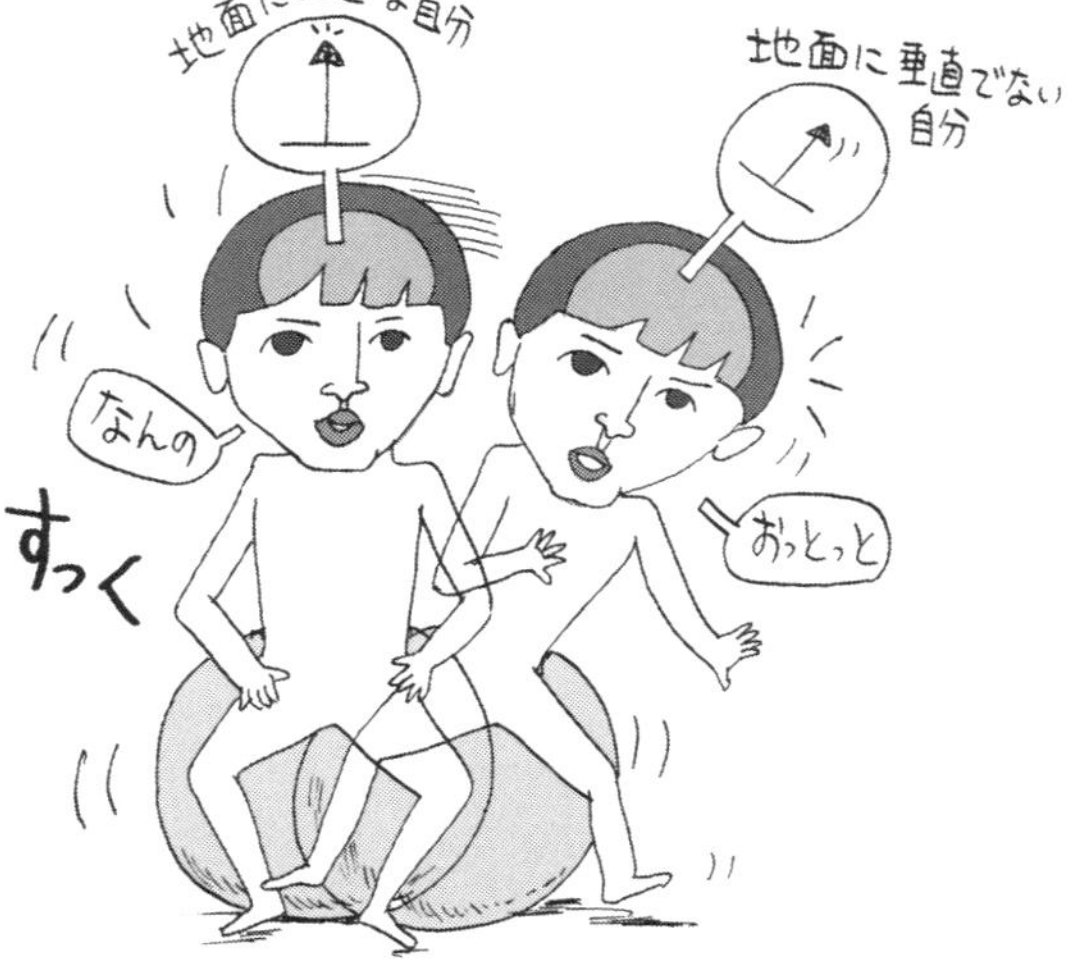

「前庭覚」が
うまく使えないと
姿勢の自動調整が
難しくなります

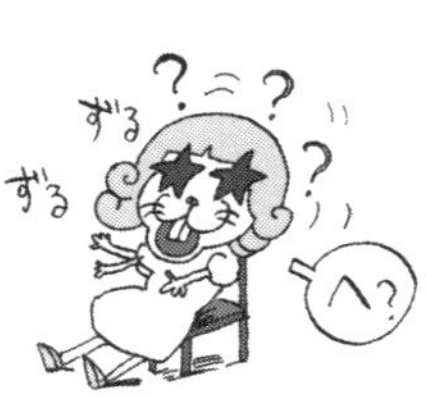

＊『もっと笑顔が見たいから』岩永竜一郎＝著より

こうして「感覚過敏の原因のひとつが感覚器官の発達遅滞である」と考えると、「ならばその感覚器官の発達を促せばよい」という発想がでてきますね。

「感覚過敏が感覚器官の発達遅滞から引き起こされているのではないか」という仮説を支える実態はたしかに観察されている。この仮説に基づけば、感覚器官が育つことによって感覚過敏はなくなるはず。

栗本　はい。子どもの感覚過敏が大人の感覚過敏と違うところはそこです。成長期の感覚過敏は成長の中で起こっていることだから、決して不変的な状態ではなく、ものすごく変化していくはずなんです。

そもそも先ほど言ったように、発達障害が中枢神経の発達の遅れだとするのなら、身体の他の場所にも、つまり感覚器官にも、遅れが及ぶのは当たり前です。

浅見　そうですよね。

子どもの感覚過敏は不変的な状態ではないと考えてみる。

◆胎児のまま生まれてきてしまった？

栗本　感覚過敏のある発達障害のお子さんを見ていると、「胎児のまま外に出てきてしまったのかな」と思うこともあります。驚愕反応で目が飛び出ているお子さんなどを見ると、感覚過敏より、原始反射のモロー反射が統合されていないだけじゃないかと思うこともあります。定型の子なら1しか感じない感覚を10感じているだけじゃないのか、と思うこともあります。感覚って主観的だから、客観的には同じ刺激を個体ごとにどれくらいの強さで感じているのか、実際のところはわかりませんし。

浅見　たしかにそういう説明がしっくりくるお子さんはたくさんいますね。胎児のまま外に出てきてしまったら、刺激は怖いですよね。その姿が過敏に見えているのか。

念のために確認です。月満ちて生まれてきていても胎児のまま出てきてしまったということもありうるわけですね。

栗本　そうです。数字の期間ではなく。

浅見　育ちはそれぞれですものね。早産の人もいるし、十月十日おなかの中にいても滞在時間が十分ではなかった人もいるかもしれない。

栗本　そうなんです。だから「過敏だ」と思わずに「育ちの途上だ」と考えてもらった方がいいこともあるんです。ある部分が発達するときには一時的にその部分が過敏になることもあります。それはそういう経過なんですから、それを感覚過敏ととらえない方がいいこともあるんです。こういう話をすると「腑に落ちる」と言ってくださる親御さんも多いんです。

浅見　なるほど。

栗本　そして「病的な状態ではなく、育ちの途上なんですよ」ということが腑に落ちると、見ている親御さんの方に余裕が出てくるんですよね。「だからか〜」と余裕が出てくるんです。

感覚過敏というより感覚器官の育ちの途上かもしれない、という発想をしてみる。

◆子どもが自分で治しているのを邪魔しない

栗本 たとえばよく自閉症のお子さんでくるくる回るお子さんがいるでしょう。ああいう人たちだって遅れて育っている三半規管を育てているのかもしれないです。どうしてそう思うかというと、ああいう風に回っているうちは話が通じないんです。

浅見 話が通じないとは？

栗本 こちらの言葉が聞こえていないんです。いや、音としては聞こえているかもしれないけれども、自分が話しかけられていることがわからないし、意味のある言葉としては聞こえていないようなんです。三半規管が発達途上だと、そもそも自分の身体の位置がどこにあるかつかみにくいのだから、いくら声をかけても「自分に」かけられていると気づかず、ただの音としてしか認識していないこともありえます。

浅見　なるほど。自分に話しかけられている言葉と、環境にあふれている音との区別がつかないわけですね。

栗本　そして、くるくる回る時期を過ぎると、突然こちらの言葉を認識し出すんです。こんにちはといえばこんにちは、おはようといえばおはようと答えるようになるんです。ところが「うちの子は返事をしない」と心配するお母さんに小児科の先生が「耳の検査をしたら耳は聞こえているから、一生懸命話しかけて」なんてアドバイスするみたいなんですね。

浅見　でも音は聞こえているんですね。言葉として認識できないだけ。

栗本　そもそも平衡感覚が育っていないと、位置関係がわからないでしょ。だったら自分と相手の位置がとらえられないのだから、「相手」が「自分」に話しかけているとわかりません。

浅見　たしかに、「相手」と「自分」の位置関係の認識ができないと、コミュニケーションは難しいですね。

栗本　自分の位置もわかっていない子がいくら話しかけられても、「自分に話しかけられている」とはわかりませんよ。だから耳の発達はコミュニケーション力そのものの発達なんです

浅見　本当にそうですね。

一　聞こえ
二　自分の位置
を把握する機能のある耳の発達はコミュニケーション力の発達そのものであると言える。

栗本　自分の位置感覚がわからなければコミュニケーションになるわけがないのですから、だったら言語を使う療育をする前にくるくる回っているのを余裕を持って安全性を確保しながら見ていてあげたり、一緒に遊んであげた方がよいと思います。

浅見　くるくる回るのをむしろ「問題行動」ととらえると逆効果ですね。そして「じっとしてます」とか絵カードを出して指示したり、犬に曲芸を教えるみたいに一粒の卵ボーロで買収してくるくる回るのを我慢させる、なんていう療育を大真面目にしたりするとせっかくの自己治療が無駄になってしまう。

栗本　結局、基礎を見ず、成り立ちを見ず、経過を見ないと成長期の子に必要な動きを問題行動と解釈するんですよね。

大人からは奇異に見えても、成長期の子に必要な動きがあるはずです。子どもが「どの発達段階にいるか」をつねに気にとめておいた方が子どもの成長を妨げないですみます。『人間脳を育てる――動きの発達&原始反射の成長』（灰谷孝＝著）で指摘されている「動きの四発達」も大切な視点です。そして『人間脳の根っこを育てる――進化の過程をたどる発達の近道』の脊椎動物の動きの発達も参考になるはずです。（↓56ページ）

発達には段階がある、だから子どもは今自分でその段階の動きをしている、と考えるとわかることはたくさんあるんです。感覚過敏も「感覚器官の発達途上」でかなり説明がつくんです。そして子どもたちが自分で遅れを取り戻していく様子が見えるんです。

でもなぜか障害児の発達が特別なものと思われて、「子育て」ではなく「療育」が行われてしまう。そして「療育」になってしまうと、そういう「発達の経過」を見ずに、「今このときの問題行動」ととってしまう。

浅見　そこで「感覚を育てる」という発想が出てくるわけですね。

子どもの動きの四発達

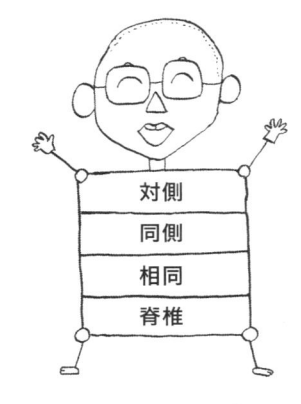

＊『人間脳を育てる』灰谷孝＝著より

脊椎動物の移動様式の変化

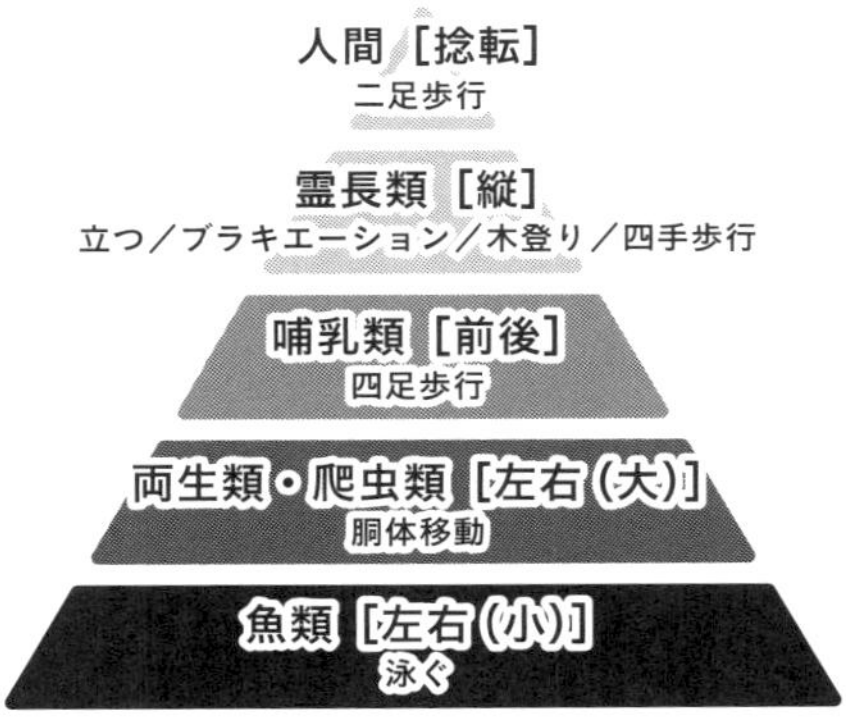

＊『人間脳の根っこを育てる』栗本啓司＝著より

◆過敏の背後に鈍さがある

栗本　そもそも感覚過敏って、外からの刺激に関して言われているでしょう。

浅見　五感ですね。聴覚・視覚・触覚・味覚・嗅覚の過敏を言うことが多いです。

栗本　でも内からの刺激はどうでしょう？　むしろ発達障害の人の場合、内側の感覚は鈍っている人が多いのではないですか?

浅見 固有受容覚(編注)(↓58ページ)は鈍っている子が多いですね。あと、空腹感を感じないとか、トイレに行くタイミングがつかみづらいとか、結果として排泄の自立が定型発達の子より遅れるとか、これは自分の内臓が伝えてくる感覚に鈍さがあるということですよね。

栗本 そうなんです。外からの感覚への過敏の背後には、内側からの感覚への鈍さがあるのです。

> 外からの感覚には過敏。内側からの感覚には鈍い。こういうケースが多い。

栗本 つまり、中が感じられないから外ばかり気になっているのではないでしょうか。

浅見 たしかにそうですね。感覚統合がある程度効果があったのは、ここかもしれません。感覚統合は内臓や筋肉はなぜか度外視する理論のようなのですが、固有受容覚・前庭覚を

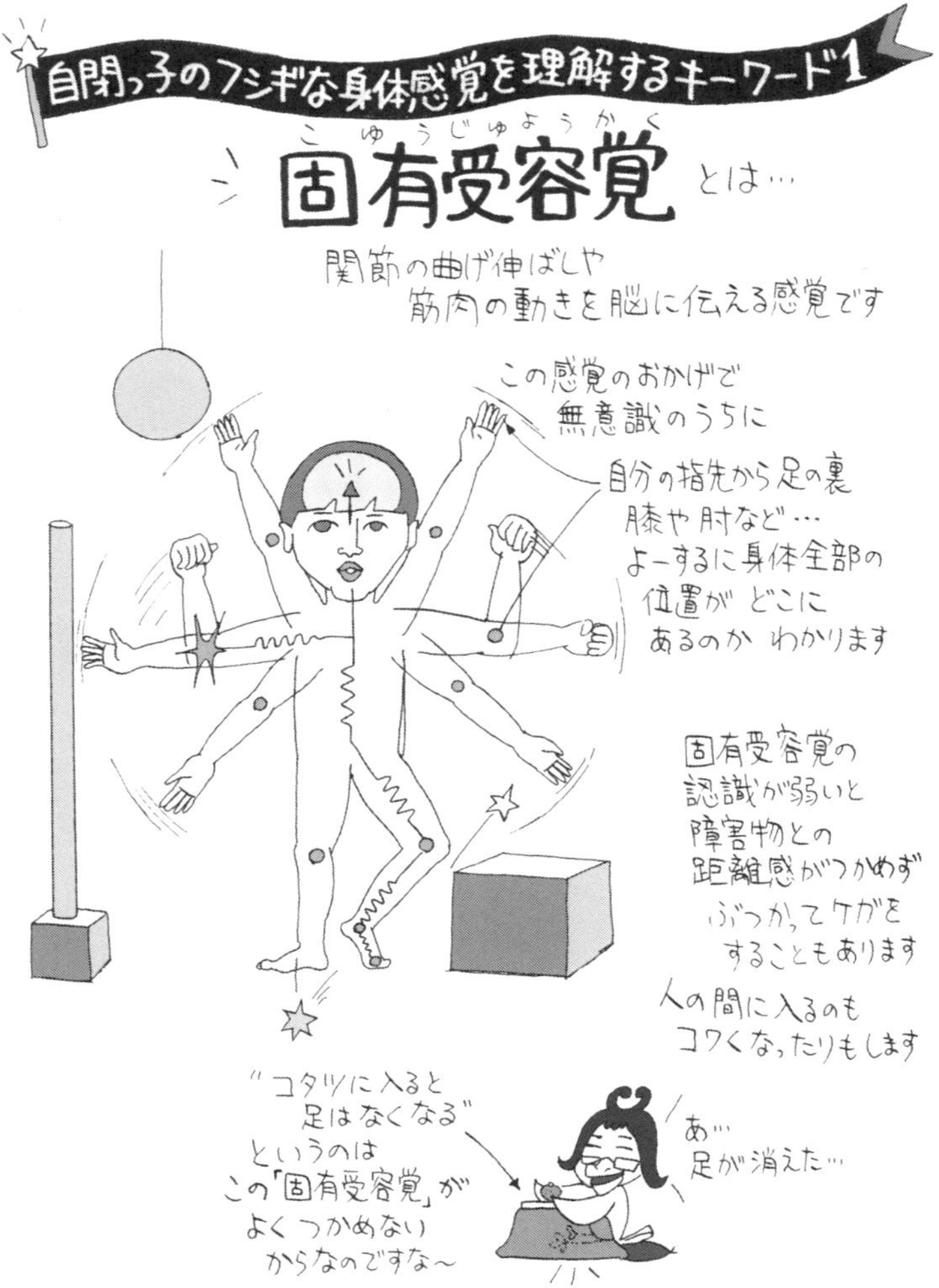
自閉っ子のフシギな身体感覚を理解するキーワード1
固有受容覚《こゆうじゅようかく》とは…
関節の曲げ伸ばしや
筋肉の動きを脳に伝える感覚です
この感覚のおかげで
無意識のうちに
自分の指先から足の裏
膝や肘など…
よーするに身体全部の
位置が どこに
あるのか わかります
固有受容覚の
認識が弱いと
障害物との
距離感がつかめず
ぶつかってケガを
することもあります
人の間に入るのも
コワくなったりもします
"コタツに入ると
足はなくなる"
というのは
この「固有受容覚」が
よくつかめない
からなのですな〜
あ…
足が消えた…

＊『もっと笑顔が見たいから』岩永竜一郎＝著より

育てることには熱心です。

栗本　固有受容覚には筋肉が関係すると思うのですが。

浅見　栗本さんは筋肉の状態も視野に入れますね。でも固有受容覚を測定し育てることには熱心でいながら、筋肉の状態は度外視している理論もあるようです。

栗本　不思議ですね。ともかく、固有受容覚や内臓覚という「内側からの感覚」が育つと、外からの刺激への反応が過敏ではなくなるはずです。

浅見　ずっと思ってきたんですけど、固有受容覚が弱いということは相当不安なことだと思うんです。自分がどこにいるかわからないのだから。そうしたらたとえば触覚を過敏にして世の中から自分を防衛したくなると思います。

栗本　泌尿器系や呼吸器系の発達も同じです。きちんと発達すると、刺激を適切に受け止め対処することができるようになります。

　内側から変われば根本から変わります。表面的な対処療法に頼っているうちは不安定ですよね。

　たとえば今、うつの人には鉄分が不足しているので鉄分を摂ることでうつが治る、という説があるそうです。とくに女性は鉄分が不足しがちですし、鉄分を摂取することでうつが治るのはいいことです。でも、じゃあ鉄分を摂れなくなったらどうなる？　ということですよね。身体の中に鉄分を保存しておけない何かの原因がある。それならば「鉄分をとどめおける身体」になった方が根本的な解決になるでしょう。

内側の感覚（固有受容覚、前庭覚）及び呼吸器系や泌尿器系が育つと外からの感覚に過剰に反応しなくなる。

浅見　感覚過敏もそうですね。感覚過敏の実在が疑われていた過去もあるんですけど、発達障害の人には感覚過敏があるということが認知され診断基準にも載った（DSM－5）。そして合理的配慮も要求できるようになった（障害者差別解消法）。それでも根本的に「治る」という方向で解決できればその方がいいに決まっています。生活が便利になりますから。

その第一の手段が「感覚器官に未発達があるのではないか」と想定し「感覚器官を育てる」なんですね。

栗本　そのためのワークは第二部でご紹介しましょう。
今は二本目の芋づるの端っこに移りましょう。エネルギー配分の問題です。

★感覚過敏を治す芋づるの端っこ　その②

エネルギー配分への目配り

浅見　さて、感覚器官の発達にヌケや遅れがあるらしい、それが感覚過敏につながっているらしい、とわかったところで、次はエネルギー配分への目配りですか。エネルギー配分にどういう目配りをすれば感覚過敏が治るのか教えてください。

栗本　感覚過敏は、体力の状況によって強くなったり弱くなったりするでしょう。

浅見　そうですね。そして全体的に身体が丈夫になると過敏が治っていく人たちは多いですね。それは疲れにくくなったからなんでしょうか？

栗本　それもあると思います。そして、ここでもう一度確認しましょう。『自閉っ子の心身をラクにしよう！——睡眠・排泄・姿勢・情緒の安定を目指して今日からできること』で触れたとおり、健康な身体とは疲れない身体ではありませんね。

浅見　そうでした。

栗本　疲れない身体ではなく、緊張↔弛緩がうまくできて、きちんと疲れて、寝れば回復する身体が健康な身体です。

浅見　そうでしたね。

健康な身体とは疲れにくい身体ではなく、緊張↔弛緩がうまくできて、きちんと疲れて寝ると回復する身体。

栗本　けれども発達障害のある人は、日々の疲れが取れにくい人が多いですね。

浅見　そうですね。なぜでしょうか？

栗本　この図がいい例ですね。普通の人との姿勢・たたずまいが違うのは、特定の部分にだけ力が入りすぎてしまい、その力が抜けなくなってしまうからです。力の入り方に大きな偏りが見られます。

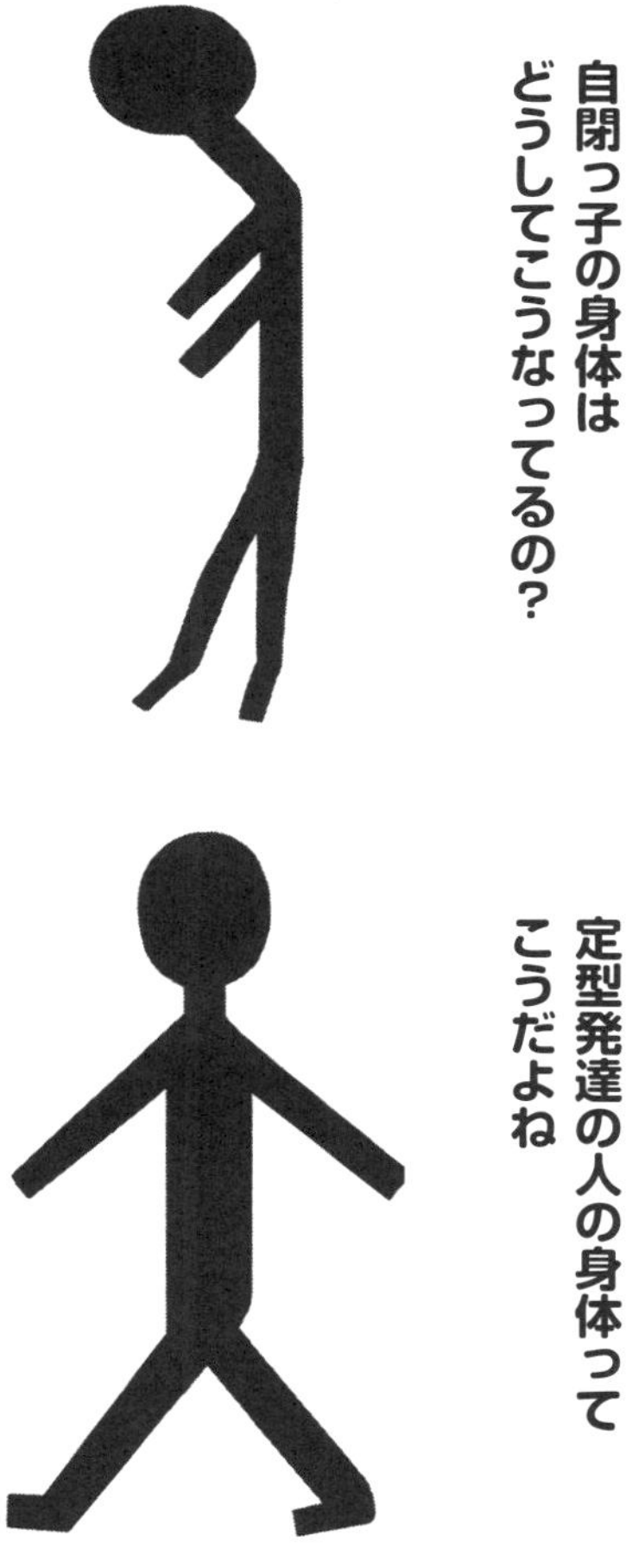
自閉っ子の身体は
どうしてこうなってるの？
定型発達の人の身体って
こうだよね

＊『自閉っ子の心身をラクにしよう！』栗本啓司＝著より

この姿勢だと夜眠りにくいのは『自閉っ子の心身をラクにしよう！――睡眠・排泄・姿勢・情緒の安定を目指して今日からできること』で指摘したとおりです。

そして本の出版をきっかけに多くの人々の身体をみさせてもらうことにより、足首や首だけではなく、他の場所に力が偏在しているケースにも多数遭遇するようになりました。

浅見　たとえばどんな場所ですか？

栗本　詳しくは第二部、それぞれの感覚過敏への対処法のところで触れますが、たとえば顎関節とか股関節の強ばりと過敏性が関係があることがわかってきました。顎関節や股関節に強ばりがあると、刺激をうまく受け止められず、結果的に刺激のオーバーフローが起きていると思われます。

> 関節の強ばりが感覚過敏の一因となっていると思われる。

◆低緊張の人の身体はどうなっているか?

浅見　そして、身体がかちんこちんの人だけではなく、発達障害の人の中には低緊張でむしろ関節がぐにゃぐにゃの人もいたりするんです。そういう人は関節がむしろゆるいのではないかと思うのですが。

栗本　そうではないのです。実は首や足首の動きが硬くなっているため筋肉が柔らかく、それが原因で関節が弛んでしまっているのです。脳みそがガチガチに忙しい人は、関節が低緊張のことも多いですね。

浅見　ああ、たしかに。

そしてここでまた確認しておきましょう。栗本さんの言う「脳みそが忙しい」とは「脳みそがあれこれ拾いすぎる」「本来なら身体ができるはずの仕事を脳みそでやらなくてはいけないので忙しい」ということですね。低緊張の人の中にはそういうタイプが多いということですね。

栗本　はい。だから脳みそが過度に忙しくなくなれば、身体の低緊張は整って緊張がちょうどよくなっていきます。そういう意味で『自閉っ子の心身をラクにしよう！』――睡眠・排

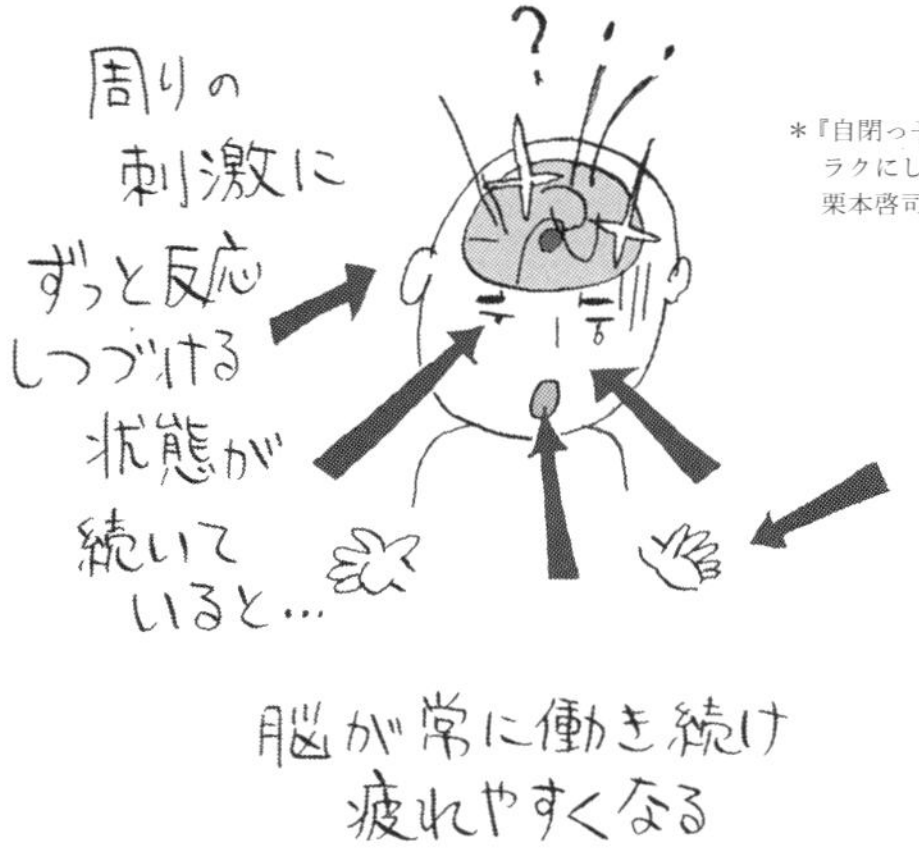

周りの
刺激に
ずっと反応
しつづける
状態が
続いて
いると…
脳が常に働き続け
疲れやすくなる

＊『自閉っ子の心身をラクにしよう!』
栗本啓司＝著より

泄・姿勢・情緒の安定を目指して今日からできること』で提唱している方法は、低緊張の人にもやっていただく価値があると思います。

浅見　なるほど。
一概には言えないんでしょうけれども、たとえば低緊張の人はどういう場所が強ばっていることが多いですか？

栗本　もちろんその人をみないと確かなことは言えませんが、首・手首・足首がポイントだと思います。そこが弛んで引き締まってくると緊張が強すぎる人も低緊張と言われる人たちも両方とも改善するケースは多いです。

浅見　ああ、これまでの本に載っていた実践を地道にやると、股関節や肩甲骨が自然と弛んでいった人は多いでしょうね。そこに問題があって感覚過敏があった人は、これまでの本でも治っていったのでしょう。

栗本　そうですね。身体の偏った強ばりが取れると、「きちんと疲れる」ようになります。

浅見　「きちんと疲れる」ということを「全身で疲れる」と置き換えてもいいですか？

栗本　ああいいですね。その表現でいいと思います。きちんと疲れること、全身で疲れることができるようになってくると、疲れを持ち越さなくなります。

「きちんと疲れる」とは「全身で疲れる」ということ。きちんと全身で疲れると翌日に疲れを持ち越さない。↓感覚刺激の受け止めが上手になっていく。

浅見　私の仕事はほとんどの日において頭脳労働がメインなのですが、それでくたくたになっていても身体を動かしておいた方がすっきり眠れるしすっきり起きられる体験を日々積んでいるから、頭だけ疲れるより全身で疲れた方が回復しやすいというのは実感しています。

栗本　そうですね。だからひきこもってネットばかりやっている生活を送っていると、疲れを持ち越すことになります。そうすると、過敏が強くなりますね。疲れが偏っていますから。使っているのは頭と目だけですよね。

浅見　なるほど。

◆疲れが偏っていて体力が余っていると余計過敏になる

栗本 そしてそうやって、疲れが部分的で、結果的に体力が余っているときは音などの刺激がとても気になるんですね。

浅見 それは、頭や目が疲れているのに身体の動く力は残っているという偏り疲労の状態ですね？

栗本 そうです。そういう偏った元気がある子が家で暴れたりしますね。あと、雨で家にいると、やたらに物音が気になったりします。発達障害の子は、その傾向が強いですね。刺激オーバーになりやすい。

浅見 特定の感覚のみ疲れていて、でも別の体力が余っていると、刺激オーバーに反応しやすそうですね。

特定の感覚のみ疲れていると、刺激オーバーになりやすい。

栗本 ライフスタイルのせいであれ、もともとの身体の特性のせいであれ、疲れの偏りがあると季節を乗り切ることが困難になっていくのは『芋づる式に治そう！――発達凸凹の人が今日からできること』に書いた通りです。身体のどこかに偏った力を入れていると、緊張↔弛緩の働きがスムーズでなくなるので季節をうまく乗り切れません。

つまり、緊張↔弛緩の働きがスムーズだと季節の変動もラクに乗り切れます。

結果として刺激を適切に受け止められるようになり、刺激のオーバーフローが減っていきます。

浅見 そして緊張↔弛緩の働きを促すための実践についてはこれまでの本に書いてきたから、これまでの本だけでも感覚過敏が治った人が多かったんですね。

緊張⟷弛緩の自由な身体になるのは、感覚刺激に過敏に反応しないですむためにも大事なこと。

栗本 まずはきちんと全身で疲れるライフスタイルを確保する。けれどもそれができないとき、かなわないときには一日の終わりに緊張を解いておくのも重要なことです。

浅見 そのためにはこれまでの本でおすすめしてきた「金魚体操」や「風船ワーク」も効果がありますね。風船ワークは付録として巻末に載せておきましょう。

◆楽しい活動を増やす

栗本 はい。そして楽しいとき、集中しているときは過敏な人もあまり音などの刺激が気にならないでしょう?

浅見 たしかに。

栗本　発達障害の人の集まる自助会で盛り上がって、過敏なはずの人たちが音も光もあふれた居酒屋で飲み会をして楽しむ、なんていう話も聞きます。要するに楽しいときは過敏を感じないでしょう？

浅見　たしかに。

栗本　だから生活の中で楽しい活動を増やすのも大事なのです。楽しいときは過敏に反応しませんから。

浅見　なるほど。見逃していたけれども大事なことですね。

栗本　成人はそうやって自分の楽しみを見つけることもできます。

お子さんの場合には、親御さんが気をつけてあげるといいですね。押しつけがましくなくていいから、楽しい時間を設けてあげてほしいです。

浅見　「この感覚が心地よいのね」なんて言わなくても心地よい感覚を与えられれば子どもは喜ぶし、「楽しい時間を過ごさなければ」ってまなじり決さなくても楽しい時間は楽しいし結果として発達に結びつく。そういうことですね。そして成人の場合には、仕事であれ趣味であれ、自分が集中できる活動を選ぶのも大事なことですね。

感覚過敏を治すためには、楽しい時間、集中できる時間を過ごすのも実は大事なこと。

★感覚過敏を治す芋づるの端っこ その③

皮膚・泌尿器の状態への目配り↓水収支を合わせる

◆感覚過敏がある人の肌の様子をみてみよう

浅見 さて、芋づるの端っこその③、皮膚・泌尿器の状態への目配りです。どういうことでしょう？

栗本 感覚過敏のあるお子さんの皮膚を見ると、わりとかさかさした傾向があると思いませんか？

浅見 たしかに！

栗本　冬にコンディショニング講座などを行うとやってくる発達凸凹のあるお子さんたちの口の周りが乾いて切れていたりすることがあります。そして足の裏を見るとやはりかさかさなんですよね。

浅見　まあ普通に考えて、皮膚が乾いていると敏感になりそうですよね。

栗本　それもあります。そして皮膚が乾いているということは、体内に水が足りているだろうかという疑問を呼び起こしますね。水収支が合っていないのではないかと思われます。

水収支＝水分をきちんと取り、保持し、排泄できること。

「水収支を合わせる」ことの大事さは、『芋づる式に治そう！――発達凸凹の人が今日からできること』で指摘しておきました。それが季節を上手に乗り切ることにもつながるし、季節を上手に乗り切ることはまた、泌尿器系の発達にもつながります。そして、泌尿器系が発達すると過敏が消えていく人も多いようです。

浅見　なるほど。水収支がうまく合わせられるようになると、季節の乗り切り方が上手になる。それは『芋づる式に治そう！──発達凸凹の人が今日からできること』を作ったときに確認しましたが、感覚過敏もよくなっていくのですね。

私は二〇〇四年に『自閉っ子、こういう風にできてます！』を出す前から「なんでこの人たちはこれほど季節の変動に弱いのだろう」と思ってきました。社会人は「冬だけなら働ける」とか言って冬だけ働いても安定的な雇用にはつながりませんから季節を上手に乗り切ることは社会参加をする上で重要です。そして発達凸凹の子どもたちが学期の変わり目とかに崩れやすいのも大変そうだなあと思っていました。

そして「季節の変動にもう少し持ちこたえられれば社会参加の機会が広がるのに」と思い、いつかこの問題を解決したいと思いました。栗本さんと出会って、「なぜ発達凸凹の人たちは季節の変動に弱いのだと思いますか？」という疑問をぶつけて、「泌尿器に発達の遅れ・未発達があるのではないか？」と指摘されて、水収支を保つ方法を『芋づる式に治そう！──発達凸凹の人が今日からできること』にまとめました。

そしてそれは感覚過敏にも関係があったんですね。

だから芋本（『芋づる式に治そう！──発達凸凹の人が今日からできること』）を読んで「水収支」を合わ

せたことで感覚過敏が治った人も多かったんですね。

泌尿器系が発達し、「水収支」が合う身体となることで
・季節の乗り切り方がラクになり
・感覚過敏もなくなっていく
人たちが増えた。

栗本 そうです。そしてそれは、皮膚に十分水分が保たれている状態を維持できているからです。皮膚というのは発生学では神経系の元なんです。脳と同じ外胚葉なのです。皮膚は自分と外の世界を分ける境界線です。そして皮膚は自分のものしか移植できません。いわば、究極の自分です。そして皮膚の機能はただの境界線に留まりません。皮膚は呼吸器であり排泄器でもあります。呼吸をしていますし汗などの排泄もしていますから。だから、皮膚の水分量は当然触覚器や排泄器、呼吸器に影響を与えます。例えば水分が減った場合、

皮膚の伸び縮みが悪くなります。それによって寒さを余分に感じます。

浅見 たとえば私たちの住んでいる関東の場合、冬は乾燥しますが、寒いだけではなく空気が乾燥することで皮膚が乾燥し、余計に寒さに敏感になるのですね。

栗本 はい。皮膚が乾燥していると冷たい風を余計冷たく感じますし痛く感じることさえあるようです。

泌尿器系に発達の遅れや未発達があると気温の差に影響を受けやすいですね。そうすると季節の変わり目で不登校になることもあります。今まで順調に登校できていたお子さんがある季節に不登校になったというご相談を受けると、私はまず「水分は足りているかな?」と考えたりします。もちろん他に原因があることも多いのですが、水収支にはつねに気をつけてあげてほしいんですよね。水収支の問題は、皮膚だけではなく泌尿器、そして呼吸器の問題もつながっていますから、発達にとってはとても大事なのです。

水収支がうまくいっていないと、温度変化も過剰に感じますし、同時に身体の動きそのものがスムーズに行かなくなります。そして皮膚感覚が過敏になると、周囲の気配や音に過敏になります。

水収支がうまくいっていないと、皮膚が乾いた状態になり、刺激を感じやすくなる。温度変化への対応もうまくいかなくなる。また、動きがスムーズにいかなくなる。

◆「汗がかけない」ことと過敏性のつながり

浅見　温度変化に弱いといえば、私は自閉圏の人たちと仕事をするようになって、「汗がかけない」っていう悩みにびっくりしたんですけれど、水収支と過敏性が関係があるというと、汗がかけないことと過敏性もつながっているんですね。

栗本　はい。汗がかけない問題こそ、皮膚と腎臓、そして呼吸器の問題がつながった現象です。

湿気が多くなると皮膚から汗を出せなくなる人がいます。体内の水分を一定に保つため、汗で出せない水分を腎臓で処理するようになり、腎臓に負担がかかります。その結果、身体が重くなる、むくむ、おねしょをする、中耳炎になる、などの現象が起こります。
それだけではありません。皮膚呼吸が湿気で妨げられると息苦しくなります。そして胸がすぼまり、呼吸器に負担がかかります。

浅見 呼吸なんて生きている以上当たり前に行われていると思ってしまいますが、栗本さんは再三「発達障害の人は呼吸がうまくいっていないのではないか?」と指摘されていますね。もちろん生きている以上、一応呼吸はしているんですけれども、それが浅いのではないか、それが身体機能だけではなく「強迫的な思考」や「不安」など、メンタルにも影響しているのではないか? と。

栗本 はい。そして呼吸を整えることはまた、感覚過敏を治すことにもつながります。四本目の芋づるの端っこに移りましょう。

汗は皮膚からの排泄である。汗がかけないと腎臓や呼吸器にも負担がかかってくる。すると過敏性が助長される。

★感覚過敏を治す芋づるの端っこ　その④

胸の状態への目配り

浅見　さて、胸の状態とはどういうことでしょう？　感覚過敏とどういう関係があるのでしょう？

栗本　発達障害の人の中には、胸がすぼまっている人が多いですね。よくテレビに出て生きづらさを訴えている発達障害の当事者の人たちも、胸がすぼまっています。こんな感じです。もっと胸が広がれば生きやすくなるだろうなと思うことも多いです。

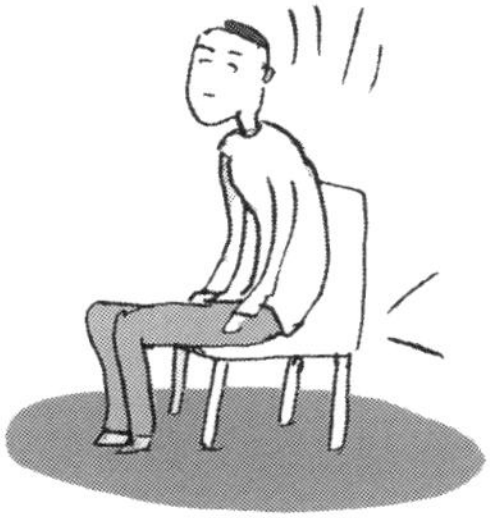

＊『芋づる式に治そう！』
栗本啓司＝著より

浅見　ああたしかに、こういう姿勢の人が多いですね。

栗本　こういう人を見ると「呼吸がきちんとできていないかもしれないな」と思います。

浅見　なるほど。

栗本　肺呼吸が不十分だと、息が浅くなります。息が浅くなると、体内の酸素が不足します。そのため走り回って酸素不足を解消することもあり、こういうことが原因で多動になることもあります。

浅見　多動にも意味があるのですね。

栗本　はい。また息が浅いと動作がセコセコして相手の動きがまどろっこしく見えます。そうなると相手の動きに合わせることができず自分のペースで物事を進めてしまうこともあります。

あと呼吸器の発育が不十分で胸がすぼまっていると、気持ちが前向きになれず、物事を消極的にとらえがちになることもあります。

浅見　『自閉っ子の心身をラクにしよう！――睡眠・排泄・姿勢・情緒の安定を目指して今日からできること』に呼吸がきちんとできているかどうかのアセスメントをするにはこういうポーズを取るといいと書いてありますね。

栗本　はい。このポーズを維持できるかどうかが、胸がきちんと開けるかどうかの目安になります。
　息が浅いために酸素が不足すると少しの刺激でも過度な反応を起こします。

浅見　なるほど。

栗本　これは物理的な刺激ではなく心理的な刺激にも言えることです。人目が気になったり、少し何か言われるとこの世の終わりのように落ち込んでしまう人は呼吸がきちんとできていないことが多いです。思春期には多いでしょう？　そういう人。打たれ弱い人を見ると、たいてい胸がすぼまっていたり、きちんと開けていなかったりするのです。

浅見　じゃあ逆に、呼吸器が育つと感覚刺激も心理的な刺激も受け止められるようになるということですね。じゃあ呼吸器を育てればいいことばかりですね。感覚の面でも、情緒の面でも。

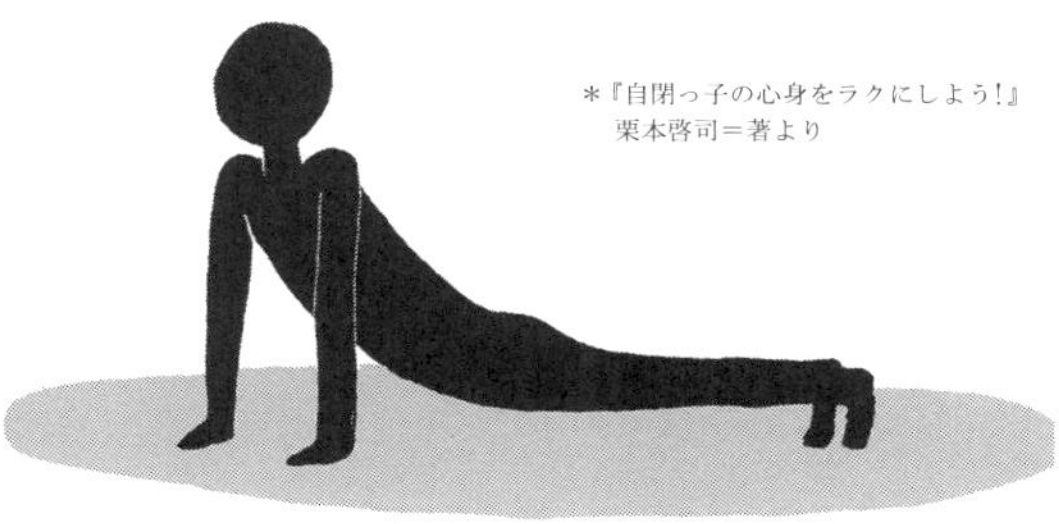

＊『自閉っ子の心身をラクにしよう！』
栗本啓司＝著より

呼吸器が育っていないと、呼吸が浅くなり、過度な反応を起こしやすくなる。また、酸素不足を補おうとして多動にもなる。

◆運動しなくても呼吸器が育つ方法

浅見　でもここで問題があります。

一般的に呼吸器を育てるというと、有酸素運動で心拍数上げたりすることを想像してしまいます。でもそれが無理な人、しんどい運動はやりたくない人もたくさんいます。

栗本　呼吸器が働かない・未発達な人が自分に合わない運動をすると身体が硬くなり、その反動で運動をするのが億劫になることもあります。

浅見　なるほど。運動嫌いの子に育てないためにも、その人に合わない運動をさせない方がいいのですね。それだけ、周囲としては「胸が育つ」という目的を遂げるためのアクティビティをたくさん選択肢として用意しておいた方がいいのかもしれません。

栗本　呼吸器を育てる＝運動という概念に囚われる必要はないのです。趣味などを持ったり、楽しいことをしてワクワクしたり、いつもと違う場所に行ってドキドキすることでも呼吸器（胸）は育っていきます。特に小学生辺りから胸が発達する時期と言われているので、運動だけでなくいろいろな体験をさせてあげることも必要です。

浅見　嫌いな運動に縛りつけるより、その子がワクワクできる活動を一緒にする方が呼吸器は育つのですね。たとえ見た目の運動量がいわゆる運動ほど多くなくても。

栗本　人間が身体を使って行うことは全部運動ですから。料理することだって食べることだって運動です。

浅見　なるほど。

人間の活動は、いわゆるスポーツではなくても、すべて運動。ワクワクした活動で呼吸器は育つ。

◆仕事と休息の繰り返しが呼吸器を育てる

浅見　栗本さんはよくホットタオル（蒸しタオル）を勧めますね（編注：お風呂の温度より少し高い温度で湿らせたタオルを身体のある箇所に当ててほっとする。どこの身体部位にすると効果的かは人による）。アスペルガーの藤家寛子さんは『自閉っ子、こういう風にできてます！』を書いた頃は超虚弱体質だったのに、どんどん身体機能が発達し、それにつれて精神も安定し販売員として勤務し始めて七年目に入りました。そして栗本さんのおっしゃったとおり、何よりも毎日働くことが身体作りになると言っています。そして一日の終わり、栗本さんに勧められた胸のホットタオルをして「ぷは〜」とするそうです。気持ちいい、という感覚を知り、そういう時間を過ごすようになると人は強くなります（参考図書『藤家寛子の闘病記』藤家寛子＝著　電子書籍オリジナル。Amazon kindleストアで発売中）。

それを読んで思ったんですけど、そういえば藤家さんこそ呼吸器に発達の遅れがあったかもしれません。体力もなかったし、学校でよく倒れていたことは『藤家寛子の闘病記』にも書いてあります。そして過去の本でわかる通り、本当に過敏な人でした。ひどい聴覚過敏だったし、『自閉っ子、こういう風にできてます！』に書いてあるとおり雨が痛いほど触覚過敏でした。それが今、音も光もあふれたドラッグストアで働いているのです。仕事をし、そのあと胸へのホットタオルをする。そうした日々の中で呼吸器が育ったんでしょうか？　それが、過敏が治った理由のひとつなんでしょうか？

栗本　働くことで呼吸器が育ち、その疲れをホットタオルで取ることで呼吸器が休まります。そうなるとより呼吸がラクになり、呼吸器が育っていったでしょう。

浅見　特別な運動をしなくても、生活の中で呼吸器が育つこともあるのですね。

栗本　そうです。生活の中で身体を動かし、ワクワクする体験をして、一日の疲れを一晩で回復する。その繰り返しで呼吸器が育って行く人は多いはずです。

浅見　そんなに苦しい思いをして運動しなくてもいい。コンディショニングの動きと、生活の中でワクワクする体験を積むこと。そして一日の疲れを一晩で取ること。きっとそうやって呼吸器が育っていった結果感覚過敏が治った人も多かったはずですね。

それでは付録の「風船ワーク」も呼吸器を育てそうですね。

栗本　はい。風船ワークも、胸がすぼまっていて肩が上がっている思春期以降の方に活用すると胸が弛み呼吸が入りやすい身体へ整えていくでしょう。そして普段の生活の中でも呼吸がラクになるので呼吸器は育っていくと思います。

仕事をして、ワクワクした時間を持ち、一晩休む。そういう生活の中で呼吸器は育っていく。

★感覚過敏を治す芋づるの端っこ　その⑤

思い込みからの脱出

◆思い込みを外す〈子どもの場合〉

浅見　さて、感覚過敏を治すには思い込みから脱出すればいい、ということですか。これはまた嫌われる発言ですよ、栗本さん。

栗本　そうですか。

浅見 そもそも思い込みって誰の思い込みですか？

栗本 それも大人と子どもを分けて考えた方がいいですね。

まずは子どもの場合ですが、子どもは成長期なので身体が育つことで受け入れられる刺激が増えていくんです。ところが親御さんが「この子は聴覚過敏だ」と決めてしまって、身体が成長して感覚過敏が治っているのに気づかずうるさい音を一切廃そうとしている、というケースも多いように思うんです。

浅見 そうなると心地よい音も廃してしまい、感覚が育ちにくいかもしれないですね。

栗本 そうなんです。むしろ心地よい音は聴かせてあげた方が聴覚の発達にはよいのですが。

浅見 でも親御さんとしては、ずっと過敏性に配慮していたい気持ちもわかりますよ。そもそも、ほんの数年前まで感覚過敏の実在自体をわかってもらえなかったことが多かったから、それなりに学校などで配慮を得るのに戦ってきたかもしれませんし。そうなると実は治ってしまうとは気づいていないかもしれない。

栗本 身体が育つことで刺激を受け入れられるようになるし、刺激を認識することで受け入れられるようにもなるんです。

それと、刺激が気になるのは、必ずしも刺激がいやなわけじゃなく、刺激が何なのか突き止めたいという動機もあるはずなのです。そこが切り分けられていなくて、なんでも「過敏だから刺激排除」となってしまうと感覚器が育ちません。

たとえば、私のところにコンディショニング指導を受けに来たあるお子さんですが、聴覚過敏ということでした。でも私のところのすぐそばには線路があるんですね。そして電車が通ると見に行くんです。お母さんはそのたびに叱るんですが、私は見に行きたければ見に行けばいいよと言いました。そうしたら二回目に来たときにはもう電車の音がしてもあまり見に行きません。そして次の回にはまったく見に行かなくなりました。なぜだかわかりますか？

浅見　わかりません。なぜですか？

栗本　電車の音で、特急だか準急だか各駅停車だかわかるからです。一回目に電車の音がすると見に行っていたのは、それを確かめていたんです。

浅見　面白いなあ。そうやって遊ぶんですね。そして自分で自分の耳を育てているんですね。聴覚過敏だっていうことは「耳人間」だから、聞き分けが遊びになるんですね。

栗本　そうなんです。

そして耳と目で情報を一致させることができたら、今度はもう音がしてもあまりそちらに行かずに私の指導を受け続けていました。

浅見　つまり、「あ、準急だなあ」とか思いながら栗本さんの指導を受けていたというわけですね。

栗本　そうです。そうやって成長していくし、過敏ではなく敏感な耳に育っていく。過敏と敏感は分けなくてはいけません。敏感はむしろ長所にもなり得るのですから。それを親御さんが気づいていないで、いつまでも「過敏」だと思ってむしろ発達を妨害していることがあります。

別の方のケースですけど、もう成人で、やはり聴覚過敏ということでヘッドフォンをつけてコンディショニングに通ってきていました。バランスが取りにくい身体をしていて、片方の股関節に故障があるようでした。その結果身体全体のバランスが悪くなって、それが方々の不調につながっていました。第二部で触れますが、耳と股関節はつながりがありますからヘッドフォンで耳を固めてしまうより外した方が股関節のためにはいいんです。だから思い切って外してみれば？　と提案したんです。

浅見　聴覚過敏なのに？

栗本　そうです。

浅見　そんなこと言ったら発達支援ギョーカイのおえらいさんたちに怒られますよ、栗本さん。聴覚過敏の人にヘッドフォン外せばとか言うなんて。まあおえらいさんたちは発達と股関節の関係になんて関心はないと思いますが。

栗本　そして一ヶ月後にまたやってきたんです。ヘッドフォンはせずに。音は気にならないと言っていました。

浅見　耳が育っていたんですね。

栗本　その通りです。なのに、自分で聴覚過敏だからヘッドフォンしなきゃいけないと思い込んでヘッドフォンをし続けていました。

浅見　でもヘッドフォンをして不快な音を排除しているうちに耳はちゃんと育っていたんですね。

栗本　そうなんです。そういうケースがとても多いんです。感覚は慣れるものではなく育てるものなので、無理矢理そうした予防グッズを廃する必要はないんですが、いらなくなったら使わないでいいと思うんです。とくに成長期の人の場合は、すごく変わりますから。成長しているのに、変わっているのに、親御さんや支援者が気づいていないケースもあるだろうと考えています。

成長期の子どもは
身体が育つ → 感覚器が育つ
でかつては必要だった配慮が不必要になることもある。
そこでいつまでも支援グッズに頼っていると、他に不具合が出ることもある。
感覚過敏という概念にとらわれるのではなく、実態を見よう。
臨機応変に子どもの様子を観察しよう。

◆思い込みを外す〈大人の場合〉

浅見　先ほど成人の方の話が出ましたが、どう見ても成人になっても感覚過敏が治っている人はいますね。そして感覚過敏がなくなることが、社会参加への道をぐっと広げます。

私が「感覚過敏こそ障害特性の本丸だ」と考えてきたのは、他人と空間を共有するのが難しい感覚を持っているということが、不登校などの決定的な原因になるからです。職場に関しても、社会性うんぬんより前に普通の感覚の人と場を共有するのが苦痛だと選択肢が狭まりますし。本丸といっても「これが発達障害の中核的な症状だ」と言っているつもりはありません。「ここさえ治せばずいぶんラクになるよね」という意味での本丸です。

そしてこうした過敏性は精神状態にも影響があることが多くの人の納得するところになり、「感じやすい人たち」の状態像を表すタームが増えました。極端に感じやすすぎて生きづらい人たち、「びびりやすい」人たちのことを

・恐怖麻痺反射が統合されていない。
・胎児性の愛着障害がある。
・HSP。

など様々な言い方で表すようになりました。

このうち私が一番好んで使うのは「恐怖麻痺反射」です（編注：胎児が外界のストレスから身を守

るために背中を固める原始反射。参考図書『人間脳を育てる』灰谷孝＝著）。なんでこの言い方が好きかというと、治りやすそうだからです。胎児期に人は誰しも、恐怖麻痺反射というのをサバイバル方法として使ってきた。それを使い切っていない人がいる。そういう人は生まれたあとも刺激に対しフリーズしてしまう。ならばその恐怖麻痺反射を使い切ればいい。こういう希望的な展開を予測させるので「恐怖麻痺反射を統合する」という言い方は好んで使っています。

胎児性愛着障害も、発達障害の人だけではなく、その保護者、支援者の状態像を理解するのにとても役に立つ言葉です。しかしながら、「胎児性」にも「愛着障害」にもどきっとする人が多いので、きちんと説明をしつつ使わなければいけない言葉だなあと思っています。それでも胎児性愛着障害でも治せることがわかってよかったと思っています（参考図書『愛着障害は治りますか？――自分らしさの発達を促す』愛甲修子＝著）。

そしてＨＳＰですが、私はこの言葉は使わないことにしています。なぜかというと、「意識高そう」だからです。ＨＳＰが使われる文脈を見ていると、ＨＳＰだと自称している人たちがその過敏性を自慢したいのか治したいのかよくわからないところがあります。少なくとも、治る方向に展開しそうな言葉ではありません。だから自分の語彙には入れないことにしています。

栗本 HSPとは、過敏なのですか？　それとも敏感なのですか？

浅見 よくわかりません。

栗本 過敏と敏感は分けて考えないといけないと思います。

浅見 そうなのですか……なるほど。でも過敏な人たちはプライド高いようで「過敏だからこそわかることがある。過敏じゃない人はかわいそう」みたいなこと言います。過敏と敏感はどう違うと栗本さんは考えていらっしゃいますか？

栗本 敏感は感覚刺激に対して適切に対応できる状態だと思います。

浅見 たとえ刺激を強く感じても。

栗本 そうです。たとえば転びそうになったらおっとっとと言いながら体勢を立て直す。感覚刺激に対しては適切に対応できる。そういう状態が敏感です。過敏とは違います。けれどもその敏感と過敏を混同して語る専門家も多いですね。そのために、自分は感覚過敏だと思い込んで感覚過敏を作っていっている大人は多いと思います。

浅見 本当に器質的に感覚過敏である人の存在を否定しているわけではないんですよね？

栗本 はい。器質的な原因で過敏がある人はいるだろうと思っています。

でもたとえば、こういう人がいたんです。コンディショニングで身体が整い、聴覚過敏が治った。そうしたらむしろテレビのボリュームは小さくなったというんです。以前と同じボリュームだとうるさくて仕方がない、と。

浅見　つまり、それは「敏感さが減った」のではなく「耳が育った」のですね。耳が育って聴覚過敏がなくなったのですね。感覚過敏が治るとは、敏感さが減ることではなく、感覚器官が育つことだったんですね。

感覚過敏が治るとは、敏感さが減ることではなく、感覚器官が育つことである。

浅見　栗本さんは現在、感覚過敏という言葉が専門家の間でさえ受け売りで語られていて、誰もその実態を把握していない、と最初に指摘されました。そしてその状況が、多くの思い込みを作ってきたと思います。

そして過敏と敏感も、混同して使ってきた人が多いと思います。それは、もしかしたら意図的だったかもしれません。発達障害界隈の専門家たちは、苦しんでいる人を見ると治すより負け惜しみを提供することを支援と勘違いしていることがあります。実際耳あたりのよい負け惜しみは当事者受けがよかったりします。そして過敏で本当は苦しんでいる人に「あなたの過敏さは活かせるんだよ。だって他人に対する共感性が強いし、芸術的な才能にもつながるし」なんてささやくかもしれません。でもそれは、現実社会で通じる考え方なのでしょうか？

いくら他人への共感性が強くても、共感して泣いているだけの人は役に立たないし、結果的に社会の中で役割が持てません。浦島太郎だっていじめられていた亀を助けたからその後の展開があったのです。いじめられている亀に共感してよよと泣いて、だけどフリーズしているだけで亀を助けられないいんだったら、優しい心を持っていても人には伝わりません。行動から判断すれば、ただの弱虫です。

共感性は、それを感じたとき実行に移す胆力がある人の中にあってこそ、意味を持つものです。

そして芸術方面の才能がいくら優れていても、作品に取り組むには持久力だっているし、疲れたら回復する身体があった方がどんな仕事にだって便利です。過敏を敏感くらいまでに成長させておかないと、せっかくの才能は活きないのです。でもこれまで、「物を作って売る」という現場を知らない支援の世界の人たちが、ただ過敏な人たちに浮世離れした負け惜しみを提供し、その結果本人たちの感覚過敏を助長してきたかもしれません。

栗本　言葉が症状を助長するのはいやですね。本当に思い込みはあるんです。そして言葉で「こうなりたい」という思いを、実は身体が望んでいないこともよくあります。自分の身体が全然希求していないモデル像を見て、頭だけでその人のようになりたいと思っている人も本当に多いんです。

浅見　多そうですね。到底自分には向いていないモデル像がさかんにマーケティングされていて、それに憧れてしまう人が多い時代だけど、「ハイパーりちぎ」（@ニキ・リンコ）な性質を持つ発達凸凹の人はりちぎに他人の示したモデル像になろうとしてしまうかもしれません。

栗本　感覚過敏もそういう面があると思います。「感覚過敏というのがある」「あなたはそうなのよ」と言われたから過敏だと思い込んでいるけれども、実際にはそれが感覚の未発達にすぎないとか。

浅見　そして栗本さんが指摘するとおり、過敏と敏感が切り分けられていなくて、あたかも「感覚過敏が宝である」みたいなことさえ言いかねない専門家も多いです。無責任ですね。

私は感覚過敏が治った人はたくさん見ました。そして感覚過敏が治ったことを残念がっている人には会ったことがありません。むしろ、感覚が過敏ではなくなったことによって、つまり刺激に対する反応が過剰ではなくなったことによって、元から持っていたセンスの良さなどを世の中で生きていくための財産にしやすくなっている人のほうが多いと思っています。だから、治った人は喜んでいます。

そして治った人はたくさんいても、医者を初めとする専門家が治したのではないですよね。みんな自分か、それか親御さんが治しています。それがなぜかは栗本さんの説明を聞いてわかりました。感覚過敏を治す場は、生活の場だからですね。訓練の場や診察室ではなく。

栗本　そういうことです。

感覚過敏は本人たちにとって、決して宝ではないようだ。ただ、宝であるかのように語る専門家がいるのでご注意。

なぜ治る人と治らない人がいたか

浅見　私たちはこれまで感覚過敏が治る人を見た一方で、治らない人たちも見ました。それを「応用力の差」とか言ってましたけど、それもあるかもしれないけど他にも理由が見つかりましたね。

栗本　そうですか？

浅見　はい。感覚過敏が治る芋づるの端っこ五本をもう一度見てみましょう。

★感覚過敏を治す五つの芋づるの端っこ
（＝治すためのアプローチが可能な五つの切り口）
①感覚器官の発達援助
②エネルギー配分への目配り
③皮膚・泌尿器の状態への目配り

④胸の状態への目配り
⑤思い込みからの脱出

浅見　このうち②、③、④については本でも全国の講座でもこれまで一生懸命お伝えしてきました。けれども①と⑤に関しては、まだまだ皆さんにお知らせするのが始まったばかりです。

栗本　それでも感覚器官が発達した人は多かったですけどね。

浅見　そうですね。

でも第二部では、もう一度「各感覚別に」できることを実技を交えて教えてください。この第一部が理論編だとしたら、第二部は実践編にしましょう。

栗本　わかりました。

第二部

実践編

第一章 感覚を育てるときに気をつけることは四つある

浅見　さて栗本さん、第二部は実践編です。感覚過敏で問題になる五感の過敏性に、具体的にどういう対応をしていけばいいのか教えてください。

栗本　わかりました。それでは、感覚過敏を治すため、感覚を育てるための実践編に入りましょう。

ただし、その前に守らなければいけないことを四つお話ししておきたいです。

浅見　守らなければいけないことが四つあるのですね。ではお願いします。

感覚過敏を治すときに気をつけなければいけないこと　その①

栗本　まず第一は、これまで何度もお話ししてきたように、

・お子さんの感覚過敏↓治す主役は親御さん
・成人の感覚過敏↓治す主役はご本人

だと理解しておくことです。

浅見　お子さんの感覚過敏を治す主役は親御さん。成人の感覚過敏を治す主役はご本人。なぜかというと、感覚過敏は支援の場で治っていくものではなく、生活の場で治っていくものだからですね。

栗本　そうです。

感覚過敏を治すときに気をつけなければいけないこと　その①
治す主役は医療や福祉の専門家ではなく親御さんやご本人。

感覚過敏を治すときに気をつけなければいけないこと　その②

浅見　では二番目はなんでしょう？

栗本　感覚過敏を治すとき、働きかけは間接的にした方がいいということです。

浅見　間接的に、とは？

栗本　たとえば聴覚過敏を防ぐときには、イヤフォンやイヤマフなどで耳を覆いますよね。対処療法は、当該器官に直接働きかけることが多いですね。

浅見　そうですね。

栗本　でも根本的に身体に働きかけ感覚を育てるときには、たとえば耳なら耳をいじるという発想はしない方がいいということです。聴覚過敏を治すには、皮膚や顎関節、股関節などの状態を見ていった方がいい場合が多いのがそのよい例です。

浅見　そうなのですか？　それはなぜですか？

栗本　問題が起きているのなら、それは関連する他の身体部位の発達が原因でその感覚器官の発達が遅れていることが多いからです。

親御さんは焦ってしまいがちですよね。悪いところばかり気になるし。そうなると耳に問題があれば耳にばかり働きかけようとします。けれどもこれは近道とは言えないのです。

浅見　悪いところばかり気になるのは、サバイバル上は強みなんですけどね。悪いところはどうにかした方がいいから。

栗本　そうです。不安を抱くことは悪いばかりではありません。不安は期待している証拠ですから。でも皮膚が変われば耳が変わることもあるし、足が変われば耳が変わることもあるのです。それが身体です。

浅見　なるほど。

感覚過敏を治すときに気をつけなければいけないこと　その②
アプローチは間接的に。感覚過敏の原因は感覚過敏を起こしている感覚器以外のところが原因となった感覚器官の未発達であることが多いため。

感覚過敏を治すときに気をつけなければいけないこと　その③

浅見　さて、では三つ目は何でしょう。

栗本　観察を大切にすることです。

浅見　なぜ観察が大事なのですか？

栗本　人間は常に色々な刺激を受けています。そしてお子さんの場合には親御さんが、成人の場合には当人が、そのときに刺激をどのように受け入れているのか、よく観察する必要があるからです。

浅見　具体的に何を観察すればいいですか？

栗本　表情や仕草、身体の緊張などをよく観察して、その刺激をどのように受け取っているかを見極めてほしいのです。

浅見　言葉できくのではなく観察する方が正しいことがよくありますね。お子さんの場合はとくにそうでしょう。

栗本　そうなのです。そしてこれが大事だからこそ、感覚過敏の対応においては、専門家ではなく親御さんや当人が主役なのです。よく観察して、そして刺激をコントロールしていってほしいのです。

浅見　具体的に言うと、食事などがそうですね。これなら食べられるかな？　これくらいなら大丈夫かな？　と子どもの様子をみながら食事を出すのは親御さんが普通にやっていることだと思います。そういうことを他の感覚に関してもすればいいということですね。成人の場合には「雑誌においしいって載ってた」とか「インスタ映えするから食べる」ではなく「自分の身体がおいしいと感じているかどうか」という感覚のほうを大事にしないといけないですね。

栗本　そういうことです。

感覚過敏を治すときに気をつけなければいけないこと　その③
刺激を受け取るときの当人の様子をよく観察する。そして刺激をコントロールしていく。

感覚過敏を治すときに気をつけなければいけないこと　その④

浅見　治す主役は生活を共にする人。間接的なアプローチが大事。そして観察が大事。結局感覚過敏も「芋づる式に」治っていくということですね。

栗本　そうです。それが四つ目です。感覚過敏があるということは、どこかに未発達・発達の遅れがあるということです。それは内臓かもしれませんし、関節かもしれません。そしてそこを整えていくことによって、感覚過敏だけではなく他の困りごとも解決していくのがわかるはずです。感覚過敏も結局は、芋づる式に治っていくということは覚えておいた方がいいと思います。

感覚過敏を治すときに気をつけなければいけないこと　その④

感覚過敏もまた、芋づる式に治っていく。

栗本　では大切な四つの点を抑えたところで、個々の感覚について具体的にできることを探っていきましょう。

浅見　よろしくお願いいたします。

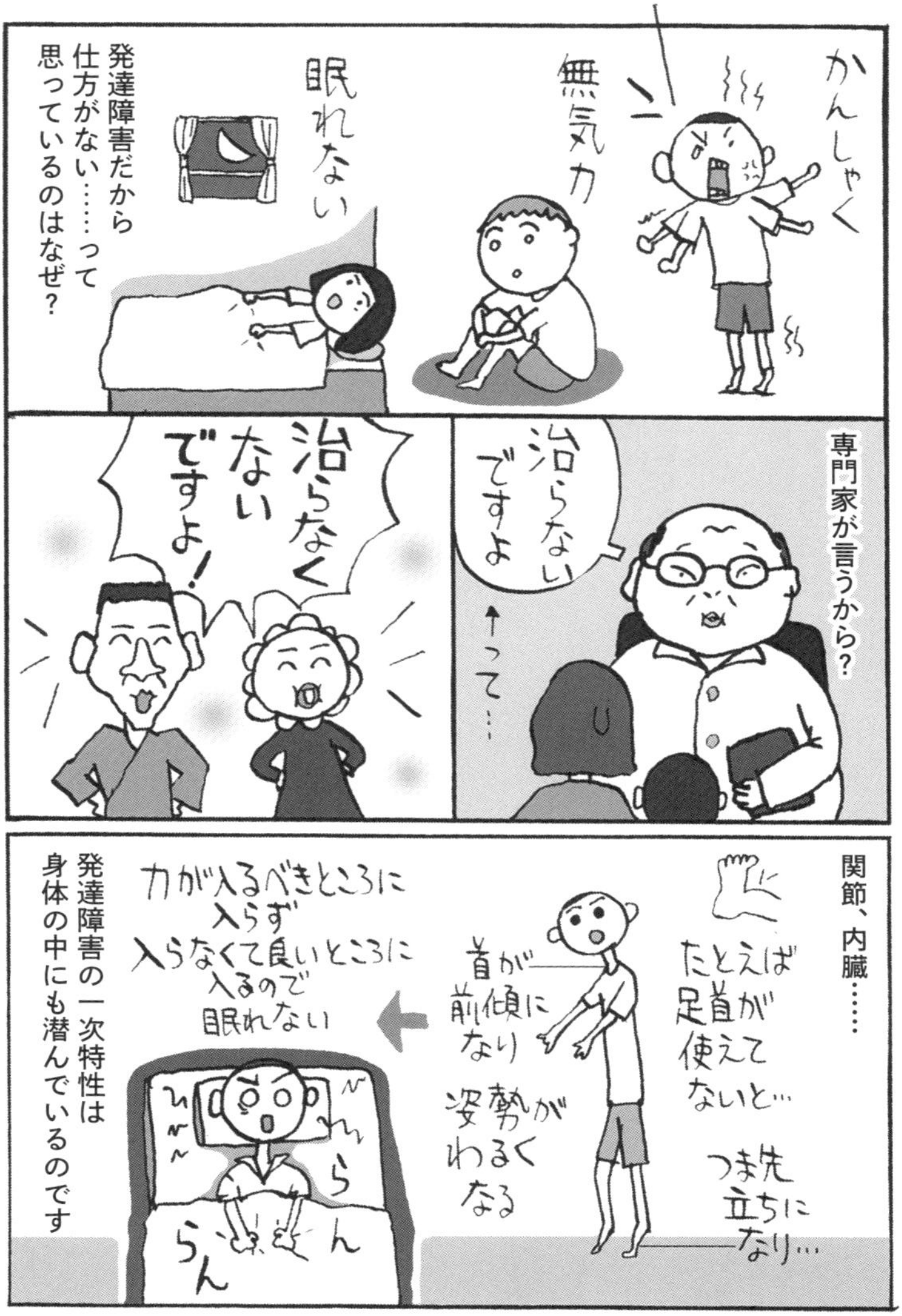
かんしゃく
無気力
眠れない
発達障害だから
仕方がない……って
思っているのはなぜ？
専門家が言うから？
治らないですよ
↑って…
治らなくないですよ！
関節、内臓……
たとえば
足首が
使えてないと…
つま先
立ちに
なり…
首が
前傾に
なり
姿勢が
わるく
なる
力が入るべきところに
入らず
入らなくて良いところに
入るので
眠れない
らんらん
らんらん
発達障害の一次特性は
身体の中にも潜んでいるのです

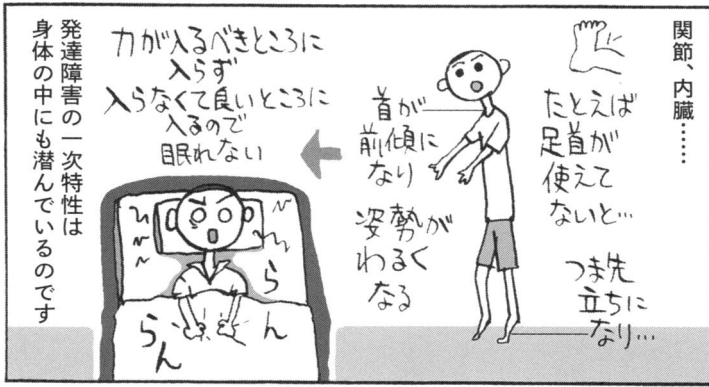

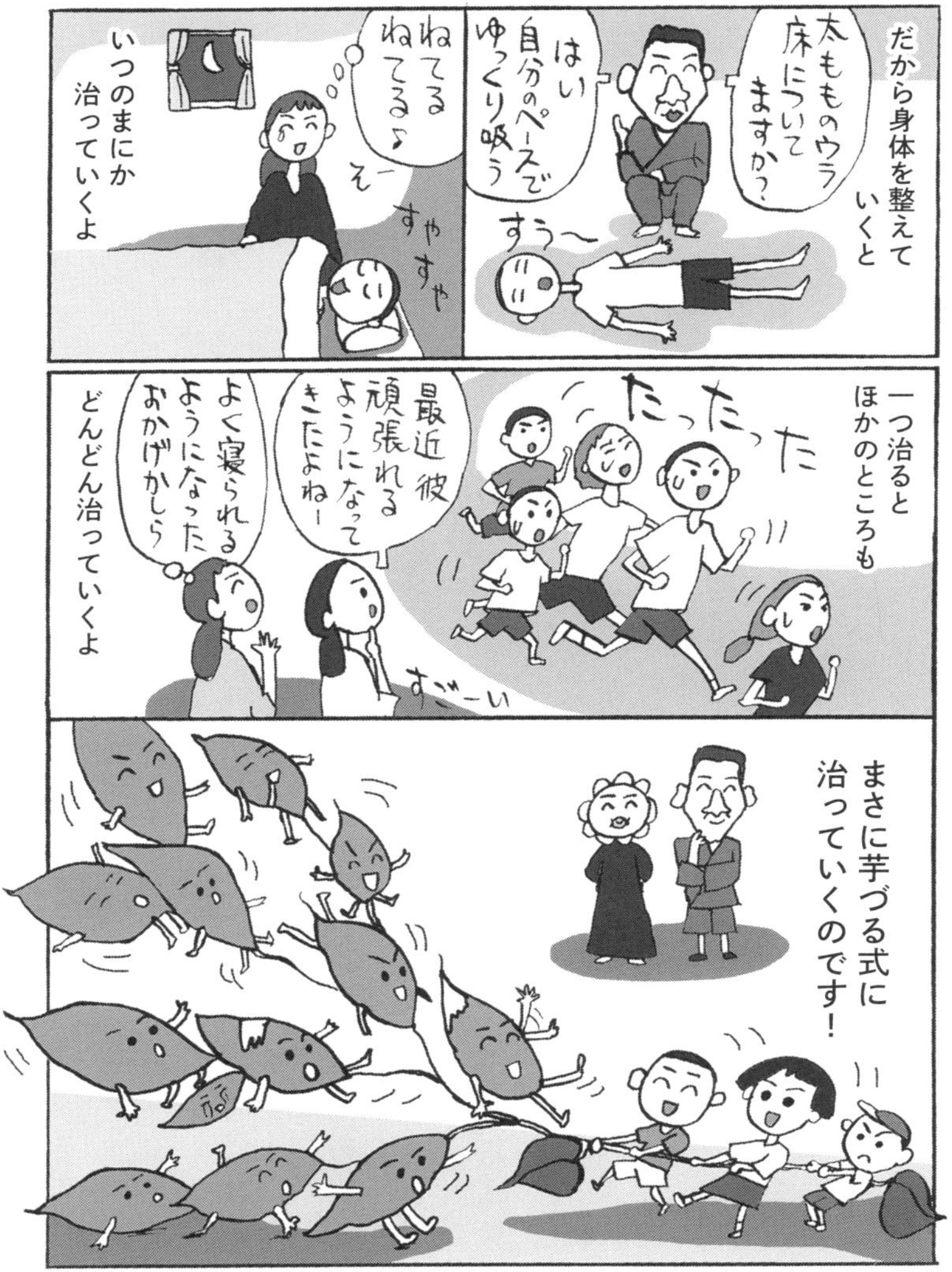
だから身体を整えていくと
太もものウラ床についてますか？
はい自分のペースでゆっくり吸う
すう〜
ねてるねてる♪
そー
すやすや
いつのまにか治っていくよ
一つ治るとほかのところも
たったったった
最近彼頑張れるようになってきたよね－
よく寝られるようになったおかげかしら
すご－い
どんどん治っていくよ
まさに芋づる式に治っていくのです！

＊『芋づる式に治そう！』栗本啓司＋浅見淳子＝著より

第二章 聴覚過敏は治りますか?

浅見　感覚過敏の中で、なんといっても訴える方が多いのは聴覚過敏ですね。

栗本　そうですね。

浅見　聴覚過敏のあるお子さんは耳を押さえたりするからわかりやすいのでしょうね。

栗本　そうですね。とにかくどこに行っても聴覚過敏についてはきかれます。一方で、これまでの著作に書いてあるコンディショニングを実践するうちにいつの間にか聴覚過敏がなくなった、という方も多いです。

この本では「耳そのものの発達に遅れがあるのではないか」という前提に立って、解決方法を探っていきたいと思います。

聴覚と平衡感覚

栗本　まず、第一部でも指摘したとおり、聴覚過敏と平衡感覚には関連があるだろうと思われます。聞こえ（蝸牛）も平衡感覚（三半規管）も両方耳にあるのだからつながっていて当たり前ですよね。発達凸凹のお子さんにおいては、平衡感覚が育っていない、つまり前庭覚の認識が弱いお子さんが多いわけですが、そういうお子さんは耳自体が育っていないのではないかと考えられるわけです。

> 聞こえの機能も平衡感覚の機能も耳にあるのだから、平衡感覚の機能が整っていない子どもの聞こえの機能が未発達であるという推論は成り立つ。

浅見　感覚統合検査をすると、自閉圏のお子さんだけではなく大人も前庭覚が認知できていないのが確認されることが多いようです。うちの本だと『続々 自閉っ子、こういう風にできてます！――自立のための環境づくり』に作業療法士の岩永竜一郎先生がニキ・リンコさんの感覚統合検査を行ったときの様子が出ていますが、本当にびっくりするほど目が回らない（＝前庭覚の認識が弱い）のを私も検査の現場で目撃しました。まああれから大分経つのでニキさんの状態も変わっているかもしれませんが。

フィギュアスケートの選手などは訓練で目が回らないようにしているのでしょうが、そして私たちはそれに拍手喝采を送るわけですが、そういう訓練などしていないのに目が回らないのは、どちらかというとよいことではないようですね。身体を一定の位置に保つためにはきちんと身体が傾いたら「身体が傾いたよ」という刺激を受け取らなければいけないのに、その刺激を受け取れていないわけだから。

栗本　そうです。平衡感覚の入力がないと身体の姿勢は保てません。そうすると高次の作業がしにくくなります。平衡感覚がきちんと育ち、前庭覚がきちんと認識できて、適切に目が回る方が身体としては整った状態です。

そして発達途上にあるお子さんは、自分でくるくる回って平衡感覚を育てていることがありますね。それは第一部でも指摘した通りです。目が回らないのは変だと思った方がいいし、そういう子がくるくる回っているとしたら自分でそれを育てるプロセスなのだと知っておいた方がいいですね。発達は経過です。今奇妙な行動をとっているのを問題行動と見なす前に、この子は発達のどの段階にいるのだろう、と経過を見なければなりません。どちらも耳の機能である以上、平衡感覚と聞こえの発達は当然リンクしていると考えられます。ですから、目が回るような遊びを好んでいる人がいたら、安全を確保しつつ見守っていてあげるといいですね。箒の柄を手のひらに立てておっとっと、と動く遊びがあるでしょう？

浅見 箒を倒さないように身体を動かして調節する遊びですね。

栗本 平衡感覚が育っていない段階の子は、箒と同じで頭が動くと身体も動いてしまうのです。首の動きが育っていれば、頭が動いたら元の状態に戻すことができ、身体がくっついて動いてしまうことはなくなると思います。

浅見 そうか、平衡感覚が育っていないと首がまだ首としての仕事をしていないんだ。首の機能のひとつは胴体と頭を分けることなんだけれど、そこがうまくいっていないのですね。

栗本　『自閉っ子の心身をラクにしよう！──睡眠・排泄・姿勢・情緒の安定を目指して今日からできること』の中で聴覚過敏のお子さんの中に首が据わっていない人が多いことに気づいたと書きました。そして首が据わっていない、とは身体が傾いたとき首がきちんと身体を立て直すための機能を果たさないということですので、平衡感覚がきちんと入らないと首は育ちません。ですからこの段階のお子さんが聴覚過敏でも、それは病的な状態ではなく、成長の途上だと考えた方がいいですね。その状態像を固定的なものと考えないことが大事です。

経過措置としてイヤマフなどが必要だとしても、そのうちいらなくなるかもしれない、という発想が大事です。そしていらなくなったときは外すと、また音の刺激を受けて耳は育っていきます。

平衡感覚が育っていない↓首が機能していない。

こういう段階では聴覚過敏は当たり前。その状態を固定的な状態像とは考えないことが大事。

本人が平衡感覚を入れるためにやっている遊び（くるくる回るなど）をやっていたら安全確保に配慮しつつ邪魔しないことが大事。

聴覚過敏と首の関係

栗本　さて、平衡感覚が育っていないと首が機能しにくいというのを見てきましたね。それで思い出したのですが、藤家寛子さんが『自閉っ子、こういう風にできてます！』の中でピラティスしながら歩いているような感じ、と当時の実感を語っていらっしゃいましたね。

浅見　あ、たしかにそうでした！　そんな感じで歩いていました。ご本人としては、上から糸で吊るされているような気がしていたようです。私たちからは姿勢がよく見えるんですけど、実はそういう姿勢じゃないと崩れてしまう感じがしたそうです。ということは今思うと、首が首としての機能をしていなかったのですね。

栗本　そうですね。

浅見　一日中そうやって歩いているから疲れるはずで、緊張を解かないと眠りにつけなかったんですよね。

栗本　首が首として機能せず、上から吊るされたように緊張を保っている状態だと、その緊張が聴覚を初めとする感覚過敏に影響していたはずです。そしておそらく人目に対して過敏だったろうと思います。女優さんなどはそれを職業上に利用しているんですが。首に緊張があって人目などの刺激のオーバーフローを起こしやすい人は電車に乗ったり町中を歩いたりすることが怖いかもしれません。そして疲れやすいでしょう。

浅見　なるほど。

栗本　そういう人は首を弛めるといいですよ。

浅見　首を弛めるってどうすればいいんですか？

栗本　もちろんこれまでもオススメしてきた金魚体操（↓120ページ）もオススメです。全身が弛みますから首も弛みます。

全国を回って講座を開いていると、本だけだとわかりにくいというお声も頂戴するのですが、イラストにさらに言葉での説明を付け加えると

・金魚体操をやってあげている人が心地よく揺れる。
・その揺れを腕でなく腰で相手に伝える。
・相手が気持ちよさそうになったら動きをピタッと止める。しばらくその余韻を味わう。
・小さい揺れでも相手が心地よく揺れている・受けているようならオーケー。

を心がけていただきたいと思います。子どもに毎晩金魚体操やってあげて腰が痛くなった、というのならそれはきちんとできていないと思います。

人間は脊椎動物ですから、背中が動かせれば身体はラクに動かせるんです。ただ背骨が動かせない人は意外と多いんですよね。

金魚体操も背骨を動かすことを目標にすると感覚がつかみやすいです。背骨が揺れやす

金魚体操

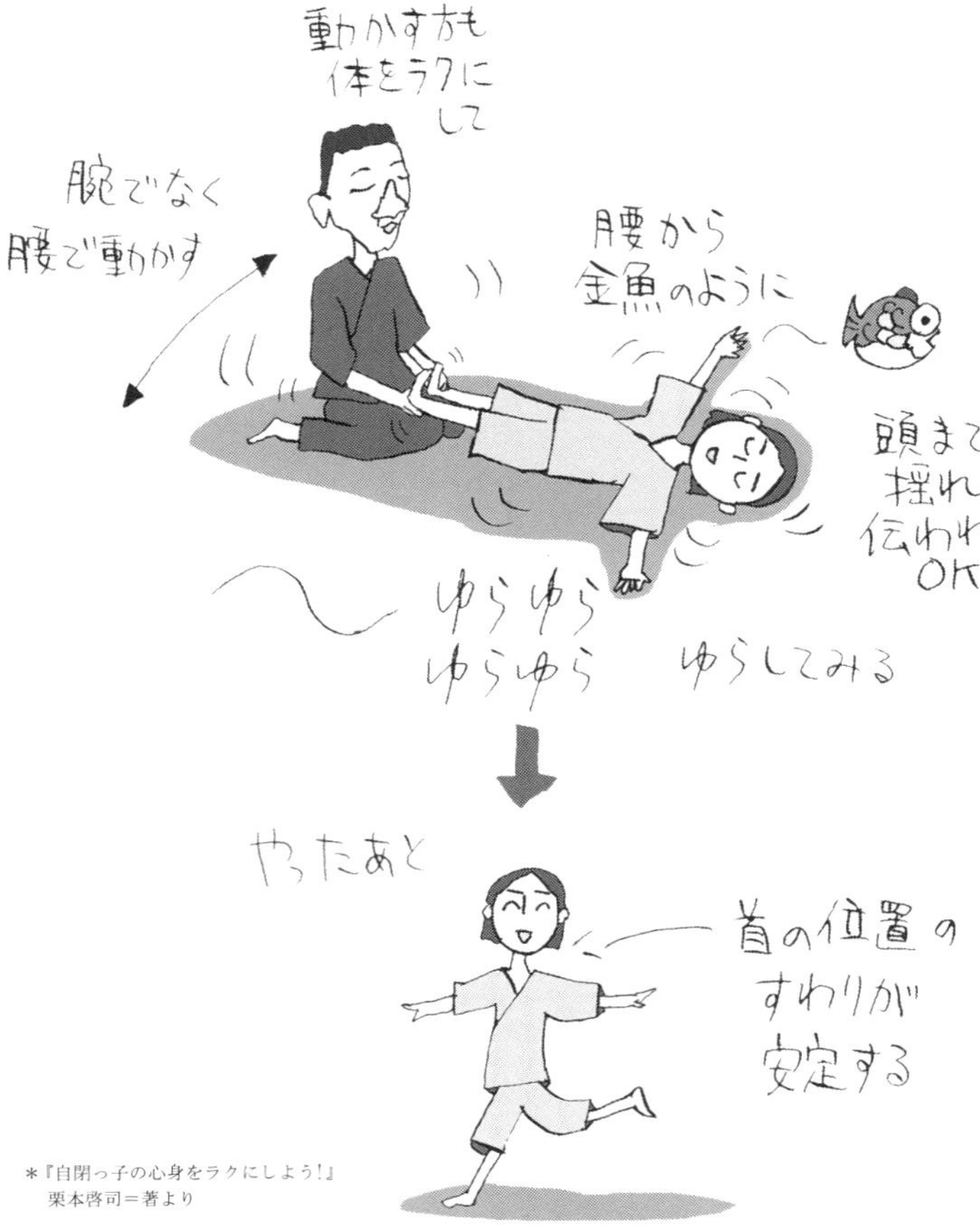
動かす方も
体をラクに
して
腕でなく
腰で動かす
腰から
金魚のように
頭まで
揺れが
伝われば
OK
ゆらゆら
ゆらゆら
ゆらしてみる
やったあと
首の位置の
すわりが
安定する

＊『自閉っ子の心身をラクにしよう！』
栗本啓司＝著より

い股関節の位置を試行錯誤で探って定めるとやりやすくなるかもしれません。
とにかく「気持ちよく」背骨を動かすことを心がけてみてください。
横向き金魚がいい人は横向き金魚でもいいですね。

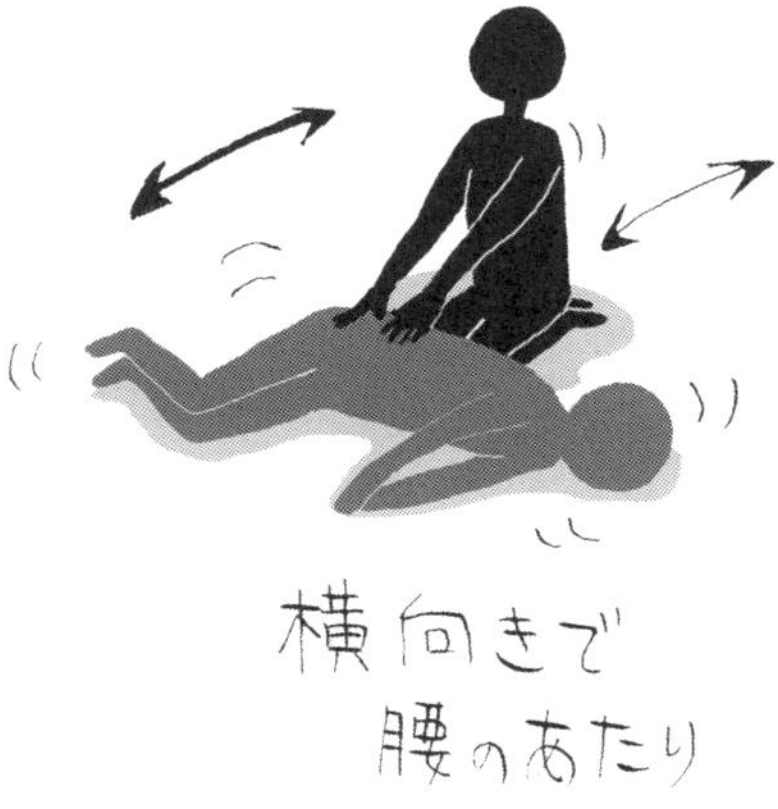

＊『芋づる式に治そう！』
栗本啓司＋浅見淳子＝著より

浅見 うつぶせがいいという人もいるのですが。

栗本 うつぶせでもいいんです。正解は自分の身体が知っています。自分の「気持ちいい」

を見つけてください。何が自分にとって「気持ちいい」なのかを探る。そういう営みが感覚を育てるんです。

◆首を動かすとは

栗本 あと、単純に首を動かすのもいいですよ。

浅見 単純に首を動かす、とは？

栗本 準備運動のときのように首を回す動きでもいいですし単純に横を向くだけでも首の運動になります。ただしそのとき、胴体は一緒に動かさないこと。ゆっくりとていねいに動きながら、背骨や背中の動きを感じていくと動きやすくなっていきます。発達凸凹の人って向きを変えるとき首だけ動かさず全身で向きを変えないといけない人多くないですか？

浅見　ああ、たしかに!

栗本　こういう状態だと首がラクに動かせていないはずです。そして首がラクになると、刺激を受け入れやすくなるんですよ。オーバーフローしなくなります。

浅見　とても簡単だし今すぐできるし一円もかかりませんね!

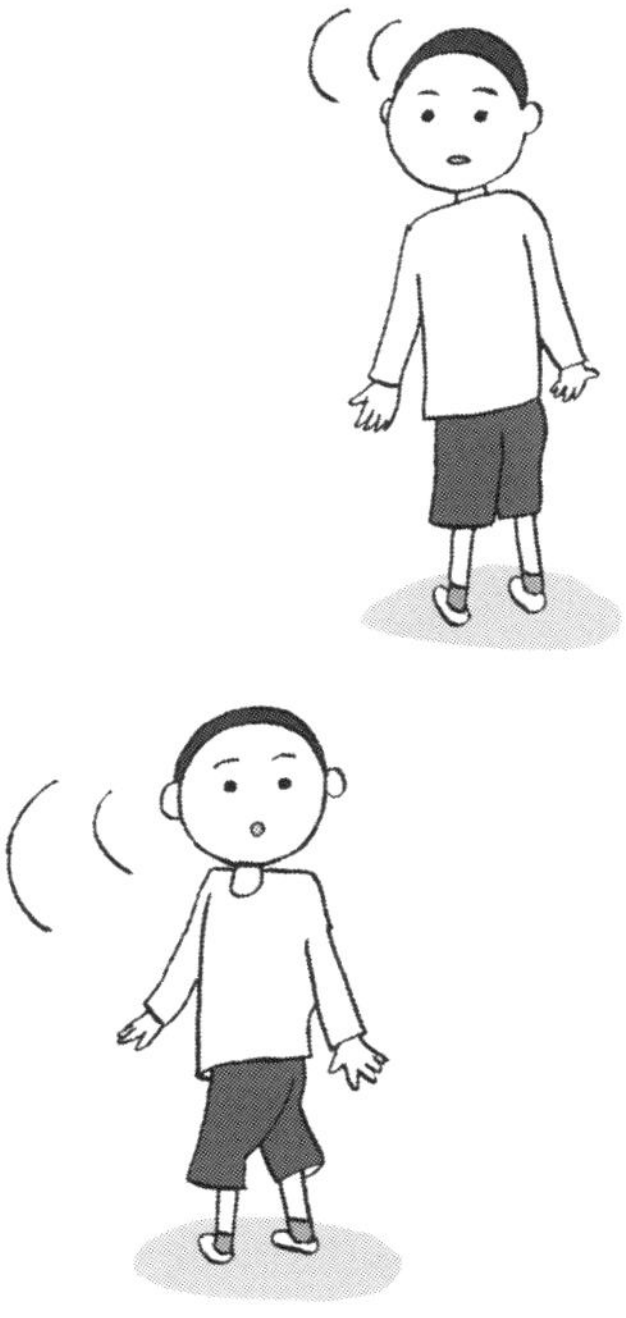

首が首として機能していくと、聴覚も聴覚として機能していく。

聴覚過敏と顎関節の関係

栗本 さて、次は聴覚過敏と顎関節の関係です。

浅見 耳から首、にきたところでちょっと戻るのですね。

栗本 顎関節の問題は、中の問題だから外からは見えないでしょう。

浅見 そうですね。

栗本 でも発達障害の人、中でも聴覚過敏の人を見ていると、こういう感じの人が時々いますね。

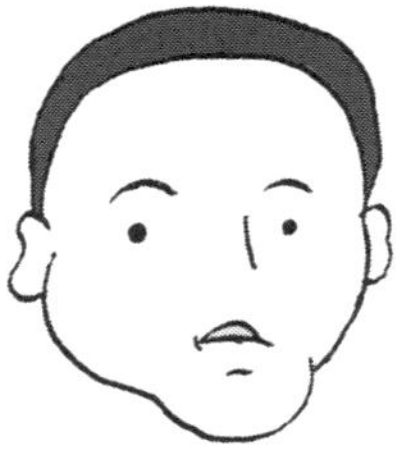

浅見 あ、たしかに。それはどういうことですか？

栗本 顎関節がずれてたり、顎に力が入って抜きづらい状態じゃないかな、と思います。

浅見 なるほど。そうすると聞こえに影響しそうだな。だって顎と耳は近いもの。

栗本 喉で出した自分の声も伝わり方が弱いかもしれません。だからえてして、こういう人って聴覚過敏の割には声が甲高かったり、大声なんです。

浅見 ああたしかに。聴覚過敏があるのに自分の声は大きい、っていう人もいますね。というか多いですね。

栗本 そうなんです。聴覚は過敏だけれども自分の声は大きい。甲高い。そういう現象を見ても、過敏というより聞こえの機能が発達途上だと考えた方がいいと考えるようになったんです。

声の調節ができないことも療育の世界では社会性の問題とされ、目盛りとかで「今は3の声で」とか教えるそうですが、声の大きさというのは身体がストレートに出るところなんです。だから社会性の問題ととらえず身体の状態ととらえた方が、解決は早いと思いますよ。

浅見 そうですね。

栗本　まあそんなわけで、顎関節が弛むようになれば、聴覚過敏も改善されていくかもしれません。

浅見　金魚体操やなんやら、弛むコンディショニングをしているうちに感覚過敏が治ってしまっていった人がいるのは、それもあるかもしれませんね。別に顎関節を標的にしていなくても、身体が弛むことを覚えれば顎も弛んでいくでしょうから。

でも顎関節を弛めるコンディショニング方法ってないんですかね？　なんだか難しそうですけど……。

栗本　頭部はデリケートなんですよね。私は触り方については研究していますし修行も重ねていますが、それでも頭部はデリケートですから触らせてくれないお子さんも多いし慎重にやっています。たとえ親御さんが触る場合でも、感覚刺激をどう受け入れているかを慎重に見るのが大事だということは頭部に関してはとくに、いくら強調してもしすぎることはありません。

浅見　栗本さんみたいに、修行を積めということですか？

栗本　親御さんの場合は、テクニックではないのです。その子が受け入れられる刺激かどうかということをつねに気をつけながら触るほうがいい、ということです。

浅見　でも極度にびくびくしすぎず、ですね。

栗本　そうです。緊張は伝わってしまいますから、あまり必死にならず、親御さんがリラックスしながら、お子さんがリラックスして刺激を受け取れるようにしてあげればいいと思います。

もっとも、顎は中にあるから、外からの働きかけは難しいんですけど、聴覚過敏があって顎のずれに心当たりがある方がいたら、こういう姿勢をして口をポカーンとしてリラックスするといいですよ。

仰向けに寝て足脚を高くすると顎の緊張が抜けます。

浅見　これもカンタンでいいですね！

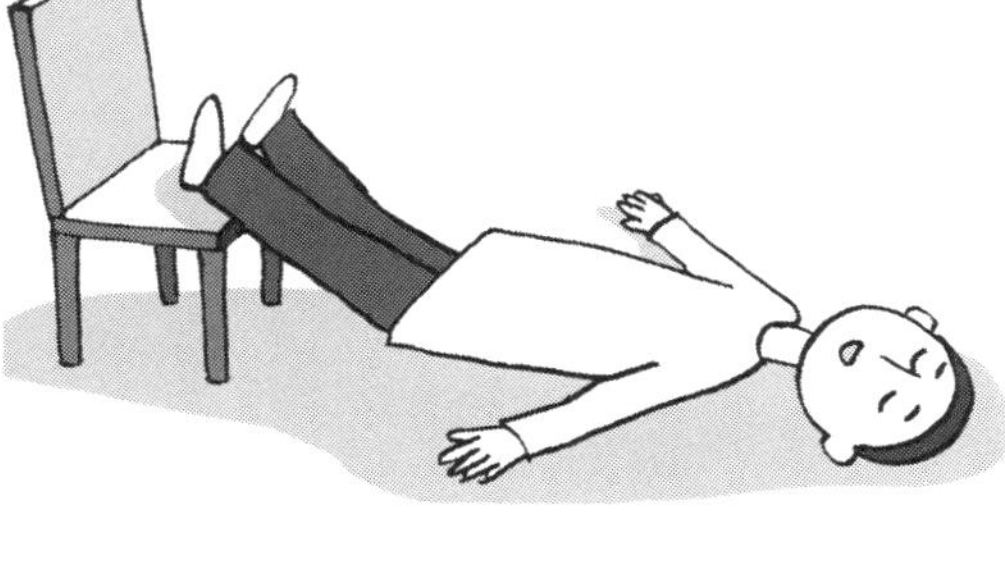

顎がずれていたり、顎に偏った緊張が入っているために聴覚過敏になっていることもある。全身のリラックスを覚えると、顎もリラックスしやすくなってくる。

聴覚過敏と足裏の関係

栗本 次は聴覚過敏の人の足裏をみてみましょう。だいたい、ふにゃふにゃだったり、かさかさだったりすることが多いんですよ。

浅見 ふにゃふにゃ？　かさかさ？　もう少し説明をお願いいたします。

栗本 では「ふにゃふにゃ」から説明しましょう。

発達障害のある人、感覚過敏のある人の足裏を見ると、土踏まずがないことが多いですね。大人になっても全体的に赤ちゃんの足みたいな感じです。立位を可能にしているのは土踏まずですから、土踏まずのない身体で立っているのはラクではないだろうと思います。

また、土踏まずは意外と左右差があり、片方だけないこともあります。そうするとねじれます。腎臓の機能に影響を与えます。

ところで浅見さん、人間の感覚はどこが一番鋭いと思いますか？

浅見 手ですか？

栗本 手も鋭いですが、実は口の周りも鋭いのです。ペンフィールドのホムンクルス（編注：身体の感覚情報のアンバランスさをビジュアル化した小人）を思い出してください。

浅見 ペンフィールドのホムンクルスは、検索するとすぐ出てきますね。たしかに口の周りは敏感ですね。

栗本 はい。手もたしかに敏感ですけどね。そして三番目に敏感なのが足裏なんです。実は衰えてくるのも足裏は早いんですよ。

浅見 高齢化に伴ってですか？　どのように衰えてくるんですか？

栗本 皮膚が鈍くなるんですね。二点域の検査があるんです。突起で二点をついて、どのくらい近くても二点と認識できるかという検査で感覚を測定します。これが高齢化に伴って衰えてくるんです。

浅見 発達障害の人が、足の五本指のどの指に触られているかブラインドではわからないことは『脳みそラクラクセラピー――発達凸凹の人の資質を見つけ開花させる』で愛甲修子さんが指摘されていましたが、年を取ってくるとそういう現象が足裏にも起きてくるのですね。

でも土踏まずを作ればいいのだったら、これまでの本にもやり方はたくさん載っていますね。

栗本　そうですね。

◆足裏を育てるコンディショニング

栗本　まず蹲踞がいいですね。

蹲踞ができない子ももちろんいます。蹲踞ができないとしたら、土踏まずが育っていないということかもしれません。そして土踏まずが育っていないと平衡感覚や腎臓にも影響が出ているかもしれません。腎臓に影響が出

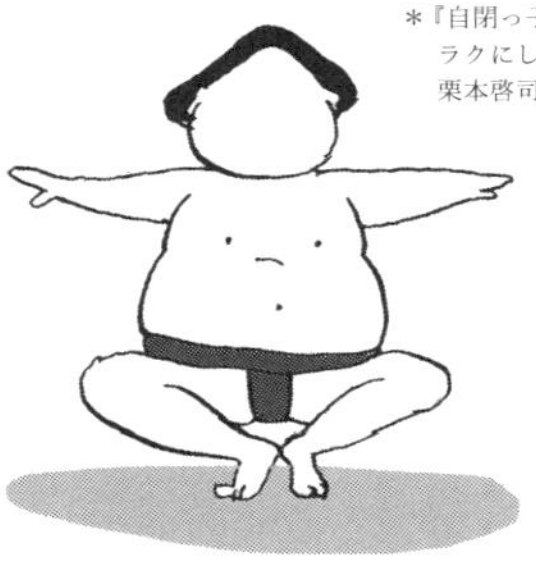
蹲踞《そんきょ》は
「足首を決める姿勢」
関節をきちんと決めないと
蹲踞はできない

＊『自閉っ子の心身をラクにしよう！』栗本啓司＝著より

ていると季節によって調子が違って特定の季節に不登校になりがちかもしれないから、気をつけてあげるといいですね。心理的な状況を探ろうとしてわからなくても、身体から見るとわかることは多いんですよ。

そして蹲踞して開いて閉じてをしてもいいですね。

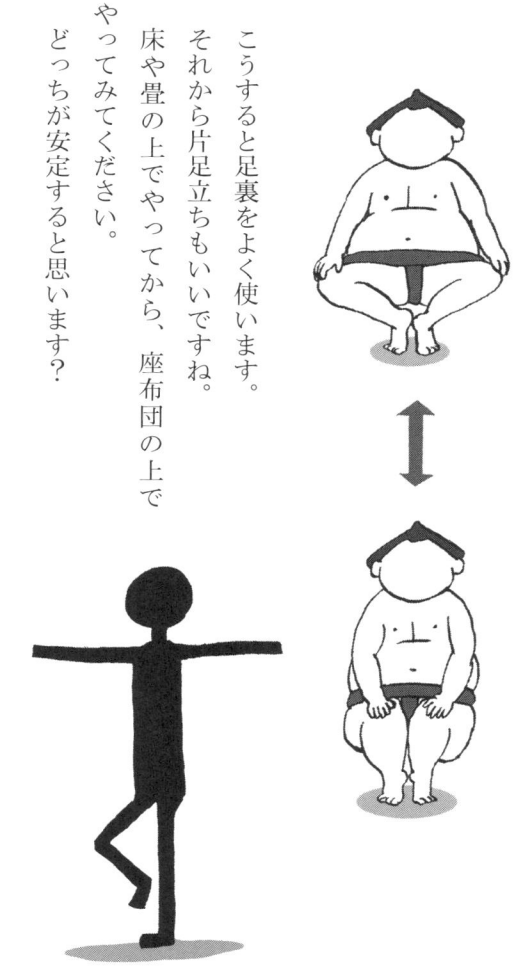

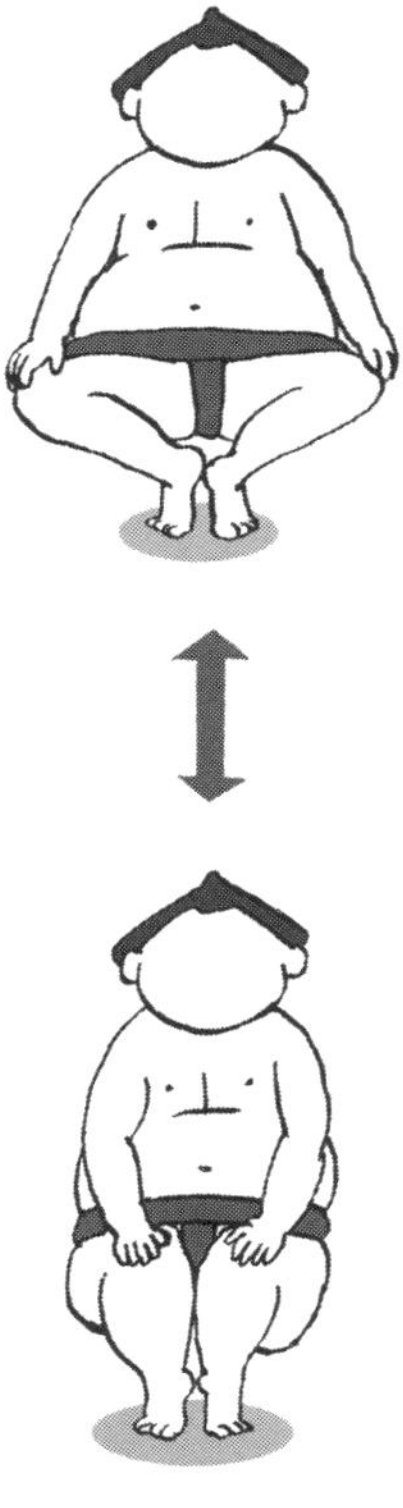

こうすると足裏をよく使います。

それから片足立ちもいいですね。

床や畳の上でやってから、座布団の上でやってみてください。

どっちが安定すると思います？

＊『自閉っ子の心身をラクにしよう！』栗本啓司＝著より

浅見　床や畳ですか？　固いから安定しそう。

栗本　大人にはそういう固定観念があるんですよ。でも実は座布団の上の方が安定しやすいんです。子どもは不安定な方が安定するんですよ。身体を調整しやすいから。不安定だとおっとっととか言って集中しやすいでしょ。そうすると自然に身体がまとまりやすいんですよ。だからでこぼこ道歩きなどはオススメです。

浅見　家でクッションとかをつなげてそこを歩く遊びとかでもいいんですか？

栗本　家でも外でも、足の接地のところに刺激がいくといいんですよ。

浅見　その大原則を知っておくと、効果的な遊びが色々考えられそうですね。

> 聴覚過敏の子に土踏まずがなかったら土踏まずを育ててあげよう。

聴覚過敏と皮膚の関係

栗本　では次は「かさかさ」の方に行きましょう。聴覚過敏のお子さんは足の裏が乾いていることも多いです。これは触覚過敏ともつながります。足裏を極端にくすぐったがる子、床に触れたがらない子の場合は腎臓の発達に問題があると考えられます。

浅見　そうなると、『芋づる式に治そう！――発達凸凹の人が今日からできること』に書いてある腎臓を育てて水収支を合わせる対応が望ましいわけですね。

栗本　腎臓が十分に発達していない子は、皮膚がかさかさしていることがあります。足の裏がかさかさしている場合には平衡感覚にも影響が出ていると思います。足の裏が過敏で聴覚過敏があるのなら、泌尿器系の発達が遅れているかもしれないという仮説が立てられます。

足裏が過敏で聴覚過敏↓泌尿器の発達の遅れがあるかもしれない。

浅見 なるほど、では『芋づる式に治そう！――発達凸凹の人が今日からできること』にも載せた泌尿器系を育てるカンタンワークをひとつご紹介しておくことにしましょう。

＊＊＊

一人がおなかを下にして寝ます。
もう一人は椅子に座ります。
足の裏を合わせます。

相手の足裏と自分の足裏をぴたっと合わせます。

大事なのは相手の足の裏を感じることです。

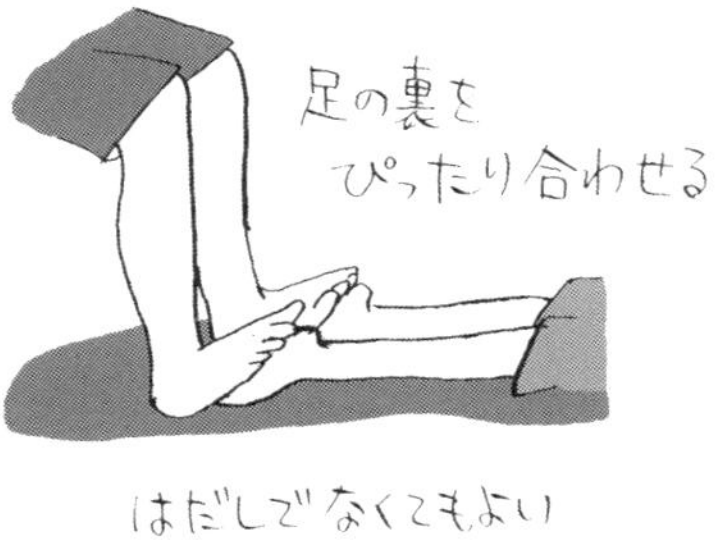
足の裏を
ぴったり合わせる
はだしでなくてもよい

あたたかさ、かたさ、ねじれ。
ゆったりと落ち着きましょう。
そして
相手の足裏を自分の足裏で感じていきましょう。
相手の呼吸が深くなったら効果があったということです。

ゆったりとした気持ちで行いましょう。
緊張が強いとお互いの息が詰まってしまいます。
足の裏を合わせるって、実はとても気持ちいいことなんですよ。

＊『芋づる式に治そう！』栗本啓司＋浅見淳子＝著より

＊　＊　＊

トイレに行きたくなる人もいるかもしれません。

ただしこれを見ても「こんなカンタンなワークで泌尿器系が育つの？」と疑問に思われる方も多いと思うんですが、本当は『芋づる式に治そう！――発達凸凹の人が今日からできること』も読んでもらうといいんですけどね。

なんていうことを書くと「もう一冊買えばいいのか！　あくどい！」とかクレームつけて来る人がいることは予測できるのですが、この本を買う前に『芋づる式に治そう！――発達凸凹の人が今日からできること』など既刊を買ってくださった方も多いからこの本に全部載せて数百ページの本にして一万円になったら今までのお客様に申し訳ないし、何よりお子さんの身体がラクになることは一生の財産なのに、「なんでそんなに安直に済ませたいのか？」と疑問がわくような文句を堂々と言われる方もいます。

栗本　私たちの提唱している方法はたしかにお金はかからないんですが、心は込めてあげてほしいですね。

浅見　おお、たしかに。

栗本　お金がかからないといえば、たとえば私はホットタオルをよく提唱しますが、聴覚過敏の方にもいいんですよ。

浅見　どこにすればいいのですか？

栗本　先ほど触れたように聴覚過敏と顎には関係があります。そして顎が発達していないということは、口の動きもあまり発達していないし、表情がない印象を与える人が多いでしょう？

浅見　ああそうですね。発達障害は見えない障害と言われるけれども、結構見えたりしますよね。つまり、外見で発達障害の人だとわかることも多いですよね。その特徴のひとつが「なんとなく無表情」なことかもしれません。

栗本　そういう人には顔面にホットタオルをして「ほっと」とする時間を作ってあげるといいですよ。三叉神経も、耳の神経も顔面にあります。ここを弛めるといいですよ。

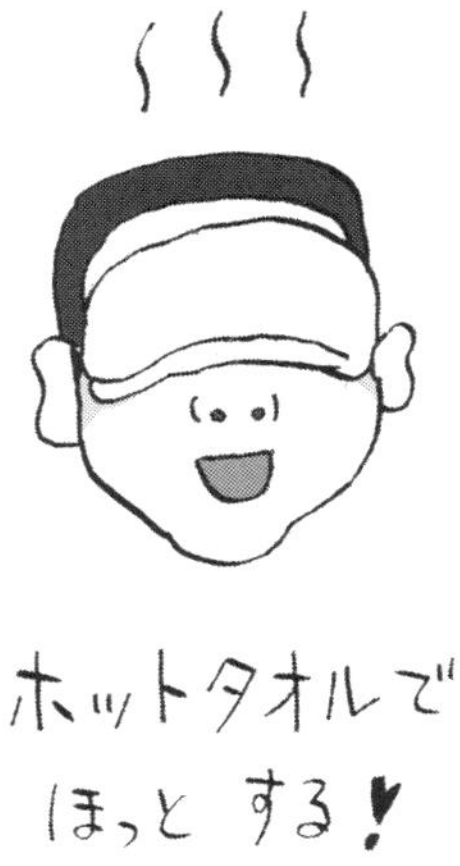

栗本　そしてたとえば他人にハンカチを渡すときを考えてください。こうやってぞんざいに渡したら

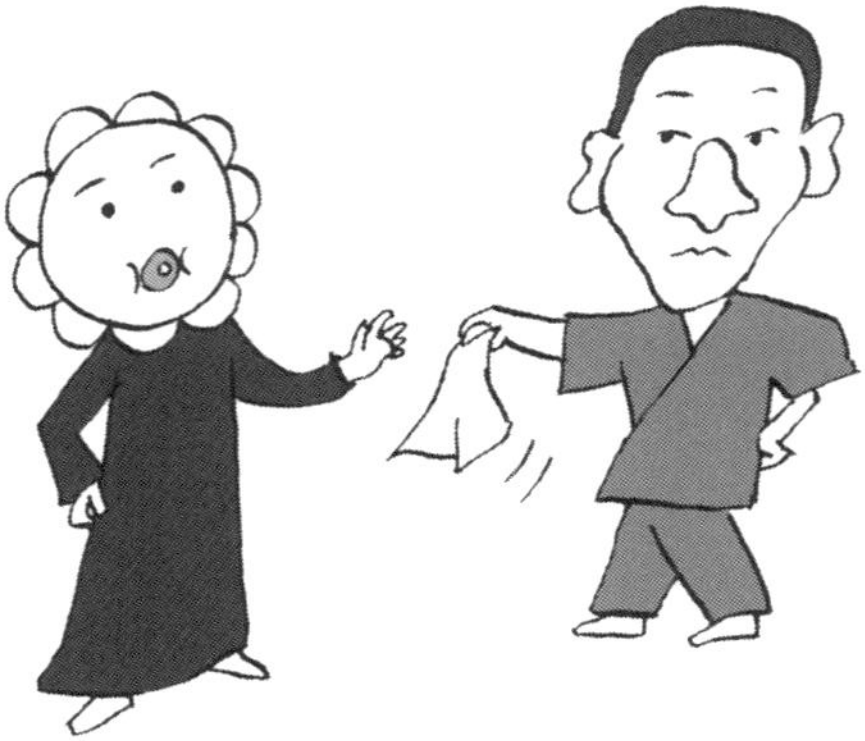

片手で受け取るでしょ。でもたたんできちんと渡したら

ほら、知らず知らずのうちに両手で受け取るでしょ。
日々のコンディショニングも同じです。ていねいに行えば、受ける方もていねいに受け取るのです。

浅見　なるほど。

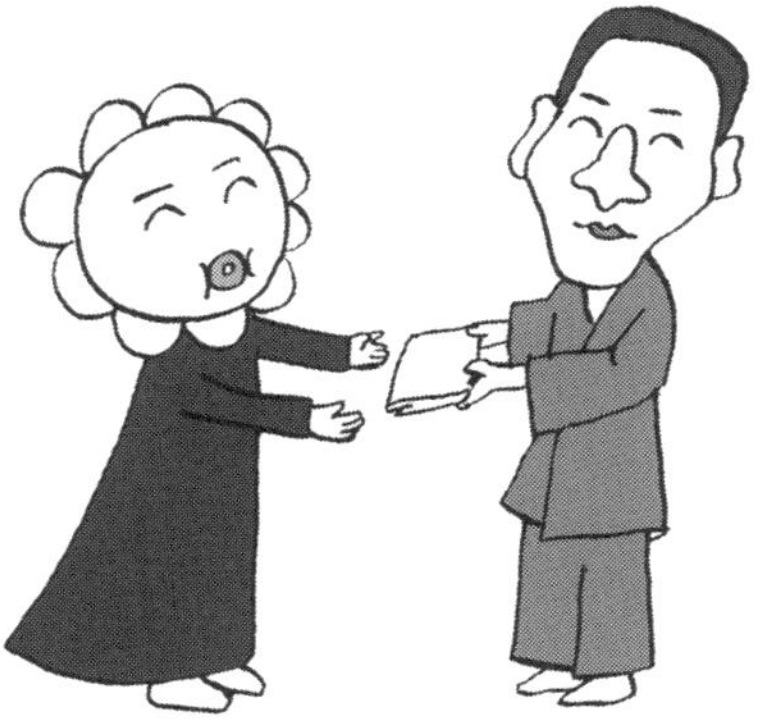

ていねいにコンディショニングを行えば、受ける方もていねいに受け取る。

聴覚と股関節の関係

浅見 聴覚過敏と顎、聴覚過敏と首、そして聴覚過敏と足裏まで行って、今度は聴覚と股関節なんですね。

栗本 聴覚過敏だけではなく、他の感覚過敏についても股関節の状態は大きくかかわってきます。

浅見 そうなのですか。

栗本 そして、股関節が固いとねじれがひどくなって、聞こえに左右差が出てきます。聞くときじっと音のする方に耳を傾ける人はいるでしょう?

浅見 いますね。私自身も聞こえの左右差はあるような気がします。

栗本　聞こえの左右差があると、音のする方に耳を傾けますよね。耳を傾けるとき、どんな姿勢になるのか観察するといいですよ。そして耳を傾けることが習慣になっていると、首や肩や股関節がねじれが出てくることもあります。それを固定化しないために、こういう動きを時々するといいですね。

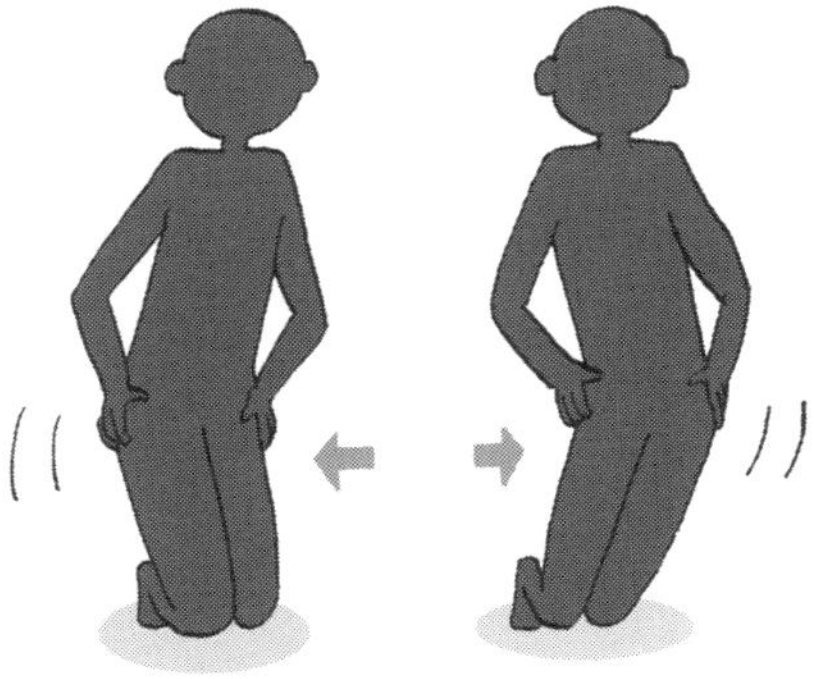

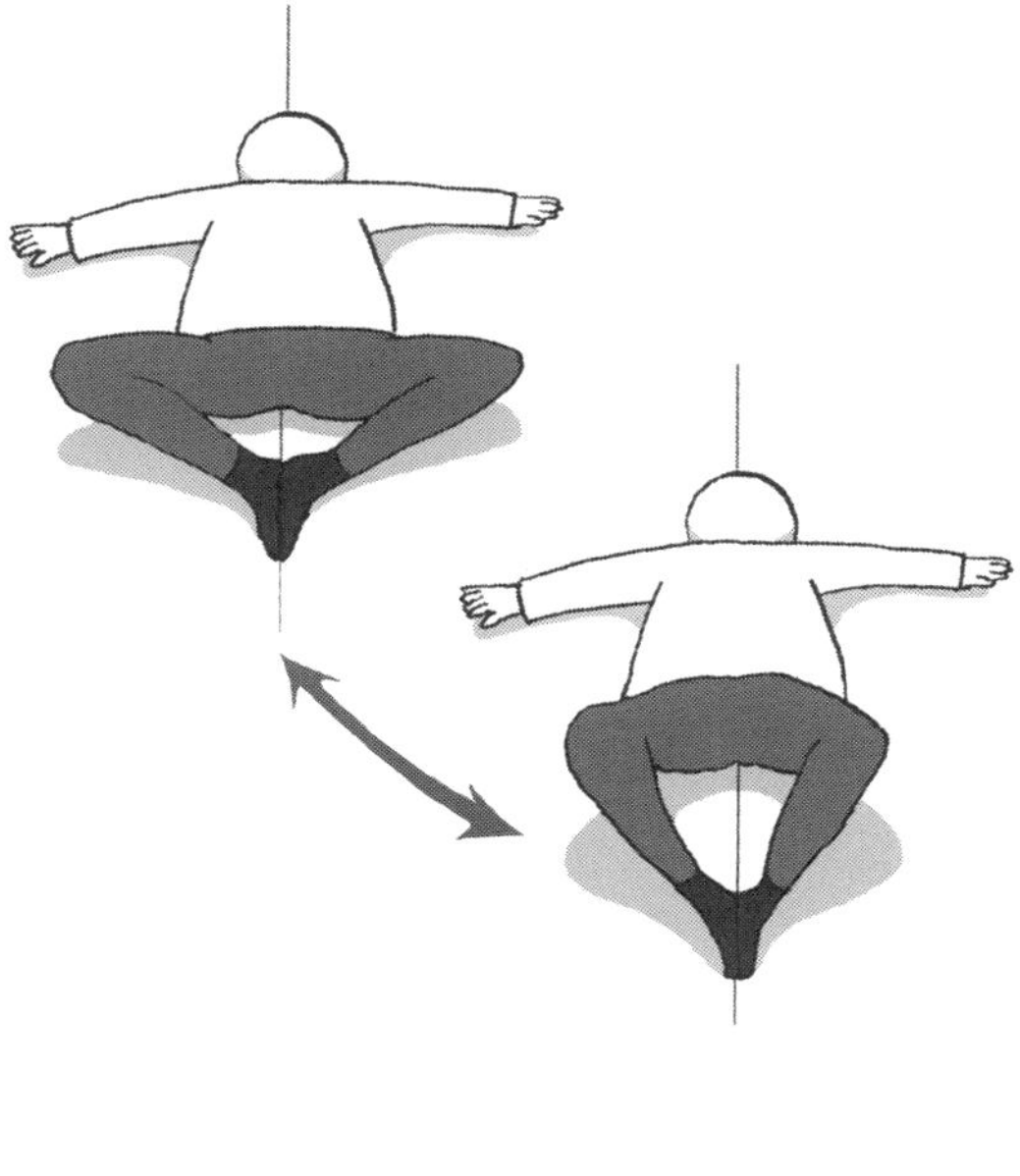

よつんばいになって片足をあげてもいいんです。とにかく、時々股関節の動きの感覚を感じることは大切です。

浅見 そうなのですか。股関節はそんなに重要なのですか。

栗本 股関節は重要です。「人の話が聞けるかどうか」にかかわってきます。股関節が機能しないと座れませんし。

浅見 たしかに。

栗本 だいたい四歳五歳くらいになると、足がすらっとしてきますね。そしてたくさんの子どもを見る保育士さんなどは実感していると思いますが、その年齢になると、子どもたちは話に集中しづらくなります。実はこの時期に、股関節が育っているのです。だからじっとしていられないんですね。だいたいこの時期は正座もやりづらそうです。無理してさせない方がいいですね。そして一～二年経つと、またお話が聞けるようになるんです。

浅見 ということは、股関節を六歳になって育てている子もいるのですね。それが小学校に入ってもじっとしていられない問題につながっているかもしれないですね。

栗本 繰り返しになりますが、発達は経過観察していかないと問題行動としてみられてしまうことになります。

あと股関節は泌尿器とも関係してきます。股関節が動かないとこういう風に前傾姿勢を取りがちになりますね。

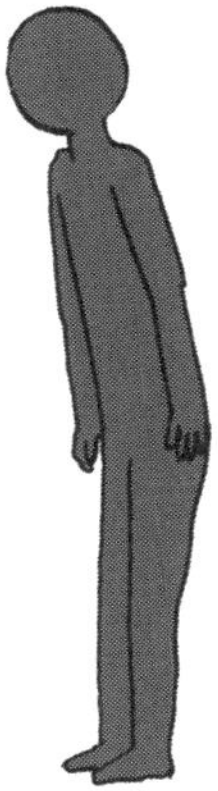

そしてこういう子は頻繁にトイレに行くかもしれません。お小水が止まらないんですね。出きらないから止まらない。

そういう人は両生類のはいはいをするといいですよ。これも股関節を動かす遊びです。

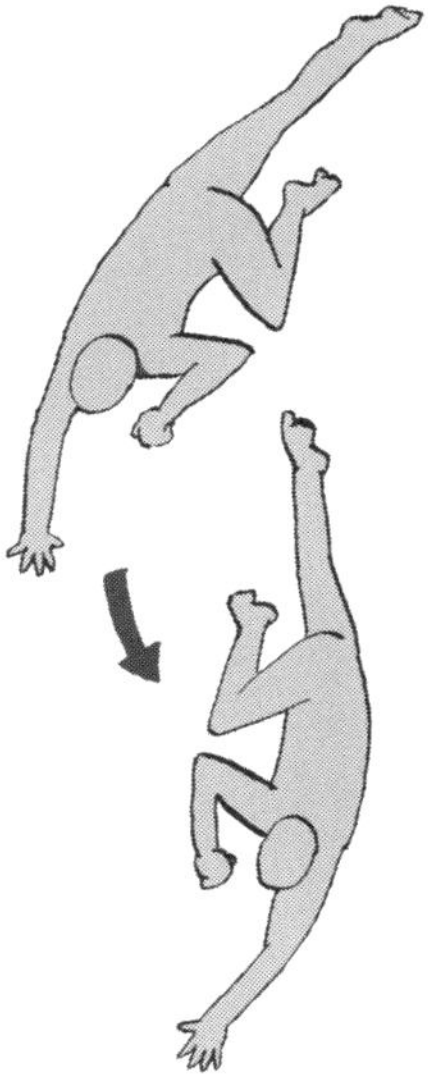

浅見　とにかく股関節を

・弛める
・弛めて使えるようにする

のが目的だと考えると、いろいろな遊びが考えられますね。

股関節はコミュニケーションにとって大事。股関節に偏った緊張がとどまらないように心がけるといい。

一対一対応ではなく感覚を羅針盤にする

栗本 皆さん意外なほど柔軟性がなくて、「これを治すにはこの動き」とかちかちに考えてしまいがちなんですけど、子どもたちが楽しそうにやるんだったらそれがいいんです。いくつか習っていっても気持ちいいものをやればいいし、日によっても違うでしょう。

浅見 運動前の準備体操とかもそうですね。日によってやりたいものが違います。

栗本 今日はどれが気持ちいいかな？ と動いてみる。それだけで刺激の受け止め方の練習になるんです。今日はのびしてみようかな、とか。形式にとらわれるのではなく、「感じて動く」んです。一対一の対応ではないし、「これやれば治ります」ではない。

浅見 花風社は治ることにこだわってきたんだけど、「これやれば治ります」という方向では本を出してこなかったんですよね。知見を持った人に仕組みを教えてもらい、それを読者が自分たちでカスタマイズできるような本作りを心がけてきました。

もちろん「これやれば治ります」とかちっと言ってもらった方がラクに感じる人も多い

と思うんですよ。でもそれじゃあ治らないでしょう？　一人一人違うし、一日一日発達していくのだから。同じ人だって発達段階によってその日に必要なことは違ってくるし。だからマニュアル対応ではなく「身体はこうなっているという原則」を提供したいと思ってきたんですよね。

栗本　考えて動くか、あるいは考えて止まっている人が多いですね。それから「自分はこうなりたい」と頭で作っている人も多いです。実は身体が全く要求していないようなものを頭で求めていたりします。それよりは、「今日はここが痛いからこうしよう」とか、感覚を羅針盤にしていけばいいと思います。

浅見　聴覚の左右差があると股関節が固まりがちだというのは貴重な情報です。

栗本　それが泌尿器などに影響を与え、また他の場所にも感覚過敏を作ってしまうこともあります。だから股関節をリラックスさせる習慣を身につけてほしいのです。

股関節をリラックスさせる習慣は大事。

聴覚と内くるぶしの関係

浅見　先ほど言ったように、私自身、耳の聞こえに左右差があるような気がするんですけど、別に気にしないでやってきました。でも股関節に偏った緊張が入らないためには耳は均等に聞こえた方がベターなわけですね。そのためにきつい運動をやれと言われたらやらないかもしれないけど、なんかカンタンに聞こえの左右差を調整できることはありますか。

栗本　ちょっと内くるぶしをみせてください。

栗本　あ、浅見さんの場合には左だな。

浅見　何が？

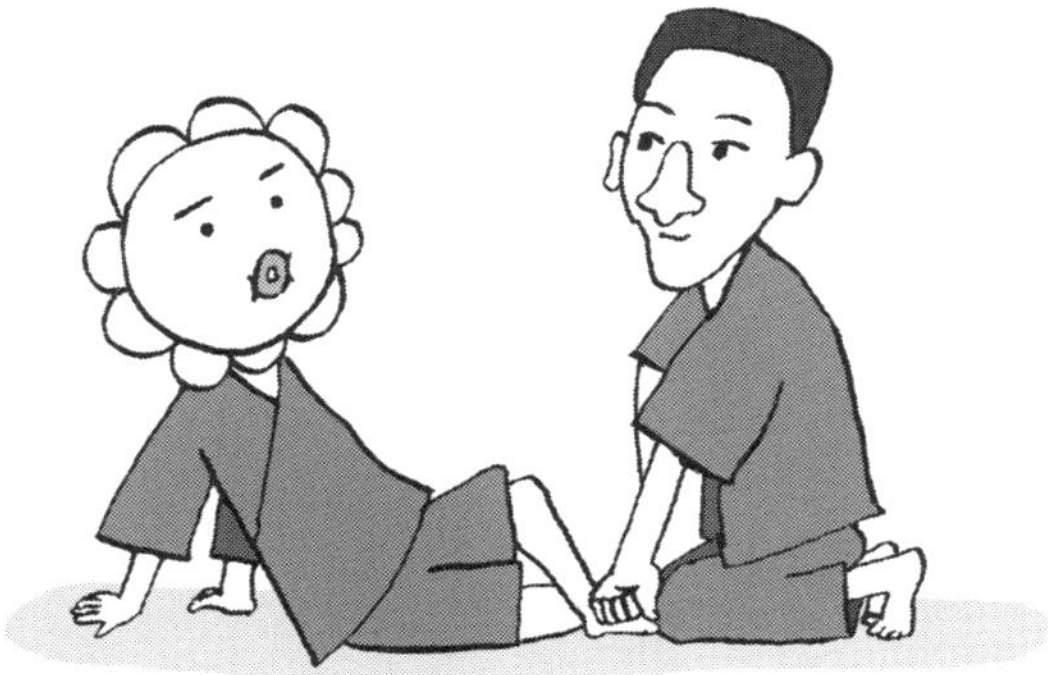

栗本　左の内くるぶしの下が熱を持っているというか、ぶよぶよしているというか、そういう感覚なんです。ここにしばらく私のこぶしの甲をあててみます。

――しばらくたつ――

浅見　あったかくなりました。
栗本　聞こえはどうですか？
浅見　あれれ、さっきより均等に聞こえる。不思議だ。
　聞こえの左右差なんて別にあっても困ってはいなかったけど、こんなにカンタンなら時々やってもいいな。そのおかげで股関節に余分な緊張を与えずにすむのなら、その方がいいですもの。
栗本　お子さんの首の傾きを観察すれば、どっちを主にして聴いているかわかることも多いですよ。ただし内くるぶしの下が熱を持っていなかったり、ぶよぶよしていないときにはやる必要はありません。その場合は先程あげた顎や足裏、股関節に原因があるかもしれませんので、見直して下さい。

聴覚過敏　まとめ

浅見　聴覚過敏は一番訴えが多い感覚過敏なのですが、耳だけの問題ではなく全身がつながっていることがよくわかりました。顎だとか首だとか股関節だとか、関節の緊張↑↓弛緩ができるようになると聴覚過敏は大分ラクになりそうですね。

栗本　そういうことです。

浅見　もちろん聴覚過敏の実態はまだまだ解明中なので、ここで栗本さんが教えてくださった以外の原因も出てくるかもしれません。でも「治しやすいところから治す」ためには、身体全体の各関節に注目することは意味がありますね。

栗本　はい。そして感覚過敏の実態は、権威筋の先生方が言うことを鵜呑みにするのではなく実際に困っているご当人たちの状態をきちんと観察することで把握しなければ解決にはつながらないと思います。実態を観察すれば、関節など、他の身体部位とのつながりがわかるはずですから。

浅見　本当にそうですね。

では次は、視覚過敏の実態をどう見るか、そしてどう治すか、の提言をお願いいたします。

第三章 視覚過敏は治りますか？

聴覚の未発達が視覚過敏をもたらす

浅見　ところで、自閉圏のお子さんは視覚優位の方が多いんですけれども、視覚優位と視覚過敏は関連性があるんでしょうか？

栗本　あると思います。

　聴覚が未発達なために視覚優位になっていると思います。そうすると、目の過働きが起きます。それが視覚過敏に結びつきます。つまり、未発達な聴覚を補うために視覚を優位に働かせているような状態像です。

浅見 なるほど。そうなると前章で「聴覚過敏に対応する」だけではなく「聴覚を育てる」ところにまで言及したのは視覚過敏を治すためにも意味がありますね。聴覚を育てることが視覚過敏を治す芋づるの端っこになっているんですね。

> 聴覚を育てることが視覚過敏を治す芋づるの端っこになっている。

栗本 こういうケースがあったんです。あるお子さんが授業の変わり目に「次体育館ね」と先生に言われたけどよく聞こえなくて音楽室に行ってしまった。そしてめちゃめちゃに怒られた。そうすると次から、他の子の行動を見てから動くようになったんです。

浅見 聴覚からの情報では失敗してしまったから視覚情報に頼るようになったわけですね。

栗本 観察しているとこのお子さんのように、耳からの情報が抜けて間違えて、そして目を当てにすることを覚えてしまったお子さんも多いと思います。そうすると人より一歩行動を遅くすることを覚えるんです。
またこれは推測なんですが、どうも五十音を全部つかんでいない聴覚の人もいるような気がします。

浅見　五十音を全部つかんでいない、とは？

栗本　たとえば「わたし」と言われても「た」が聞こえていなかったら「わし」になりますね。そのように耳にヌケがあって目を当てにしているお子さんも多いように思います。

聴覚にヌケがある↓目を当てにするようになる↓視覚優位・視覚過敏

浅見　でもまあ、ある国の言葉にある音が別の国の言葉にはなかったりすることを考えると、五十音を全部つかんでいないお子さんがいてもおかしくありませんね。究極的にはどう聞こえているかご本人にしかわからないし。

栗本　そうなんです。私は言葉のない人も多数指導していますが、だいたい言葉がなくても聞こえていればこちらの言っていることはわかってもらえます。でも聞こえていないような状態像を示すお子さんも中にはいるのです。それでお母さんに聞こえていないのでは？　というと、脳波をとっても聞こえているし、お母さんの言うことは通じているというのです。けれども脳波で聞こえているという状態が示されていても言葉として認識できているかどうかわからないのは第一部で見たとおりだし、そういうお子さんを見ているとお母さんが話しかけているときじっと顔を見ています。表情や唇の動きを読んで何を言われているか把握していることもありえますね。

浅見　聴覚の育ちの遅れが視覚過敏に結びついているという発想はありませんでした。けれども栗本さんの説明をきくと腑に落ちます。

栗本　繰り返しますが、感覚過敏はその人の実態を観察して理解すべきです。権威筋が言っていることではなく。

視覚過敏には二種類ある

栗本　私が見たところ、視覚過敏には二種類あります。ひとつは今見てきた目の過働き。聴覚の育ちが遅れて、それを補うために目がフル稼働している。だから疲れて過敏になっている。

そしてもうひとつは発達中だということ。発達中の目はまぶしさを感じやすいんです。

浅見　そうなのですか。

視覚過敏の原因として考えられる二つのこと
①目の使いすぎによる疲労。
②目が発達中。

栗本　炎天下で体調を崩す子もいるでしょう。体温調節がうまくいかないという問題もあるでしょうけれど、目が光の刺激に弱くてそちらでオーバーフローを起こしている子もいると思いますよ。蛍光灯、ＬＥＤに弱い子もいるでしょう。そういうお子さんは視覚が育てば過敏も解消していくかもしれません。

視覚を育てるには

浅見　でも、視覚を育てる、ってどうやればいいのでしょう？

栗本　育てる、なんて言わなくても使っていると思うんですよ。わざわざトレーニングしなくても視覚を使って遊んでいるでしょう。絵を画くのが好きだったり。ゲームが好きだったり。

浅見　ああそうか。そうやって育てているんだ、自分で。

栗本　そうなんです。ただ、使っているところだけ発達していくんですよね。そして、使っているところはくたびれているんです。そこでまた蒸しタオルがいいんですよ。

浅見　目への蒸しタオルは、いろいろな方が効果を実感されているようですね。これをやるようになってから、落ち着きが出てきた、とか。疲れを取ってあげるから当たり前ですね。

栗本　蒸しタオルができないお子さんならば、

・乾いたタオルを目の上に乗せて休む。
・就寝の際、電気をつけた部屋で寝ない。

などという点に気をつけるといいでしょう。

浅見　とにかく、目の疲労を防ぐのですね。

栗本　ゲームとかもやり始めるとやめないお子さんがいるでしょう？　私たちは目が痛くなったらやめますよね。

浅見　なぜやめないのですか？

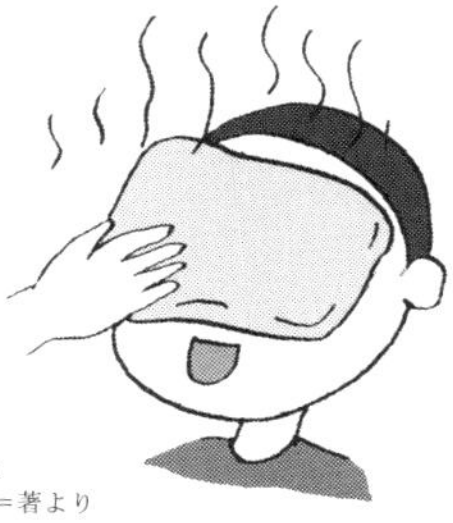

＊『芋づる式に治そう！』
栗本啓司＋浅見淳子＝著より

栗本　腕のリーチが届く範囲だし、両手で操作しやすいから楽しめるのだと思います。

浅見　難易度が低いわけですね。

栗本　そういう遊びばかりやると、目を使いすぎるので、その疲れを一日一日取ってあげることがまず大事です。視覚過敏の子は結果として腕も使いすぎるのですよ。だから腕への蒸しタオルもいいです。両肘を触ってみて、ひんやりとしている方に当てます。温度や終わりの目安などは目への蒸しタオルと同じです。

目が疲れやすい人は腕のリーチの中での遊びも好きなので腕も疲れやすい。腕の疲れを見逃さず疲れを取ってあげるといい。

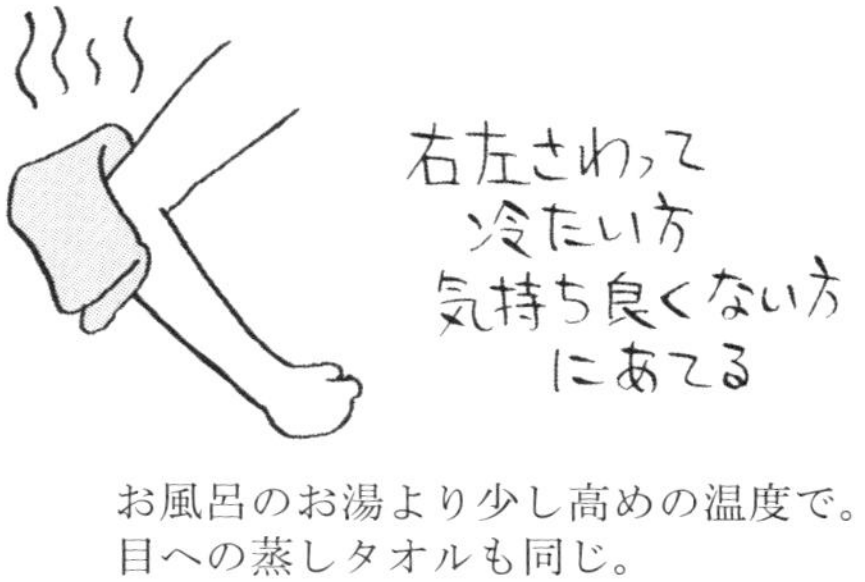
右左さわって
冷たい方
気持ち良くない方
にあてる

お風呂のお湯より少し高めの温度で。
目への蒸しタオルも同じ。

＊『芋づる式に治そう！』栗本啓司＋浅見淳子＝著より

やりやすいほうからやればいい

栗本 あと、発達凸凹の人は大人になってもより目にならない人も多いですね。

浅見 というのはどういうことですか？

栗本 眼球が未発達だということでしょう。遠近感もないことが多いようです。『人間脳を育てる――動きの発達&原始反射の成長』に書いてあるとおり、人間の視覚は近くから遠くを見る方が早く発達するので、『支援者なくとも自閉っ子は育つ――親子でラクになる！ 34のヒント』のこよりさんのおうちのように川に葉っぱを流してそれを目で追ったり、ボールを向こうに転がしてそれを目で追うような遊びから始めるといいですね。（↓160ページ）

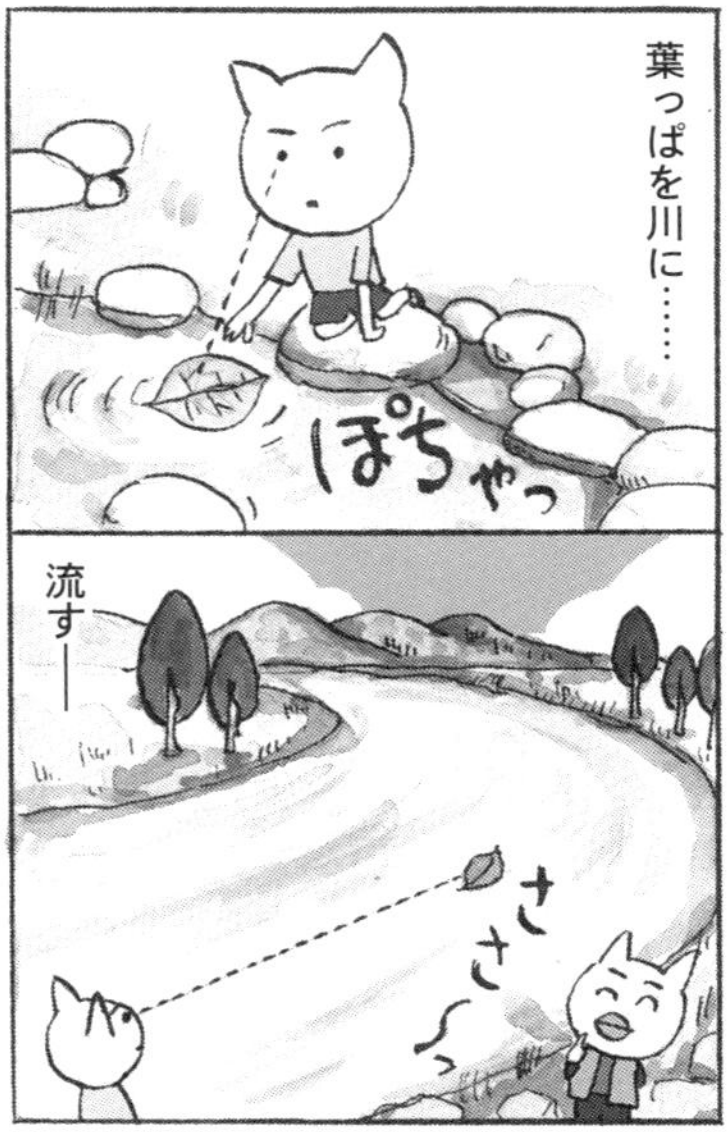

＊『支援者なくとも、自閉っ子は育つ』こより＝著より

視覚も、発達する方から発達するような遊びをすればいいのです。それが発達保障です。文字も左から右がだめでも右から左は読める子もいます。やりやすい方からやるといいのですよ。

浅見　なるほど。

肩甲骨と視覚

栗本　あと、肩甲骨の動きが悪くなると視力に影響を与えます。肩甲骨が弛むことで遠近感が育ちます。だからワニの体操も取り入れるといいですよ。

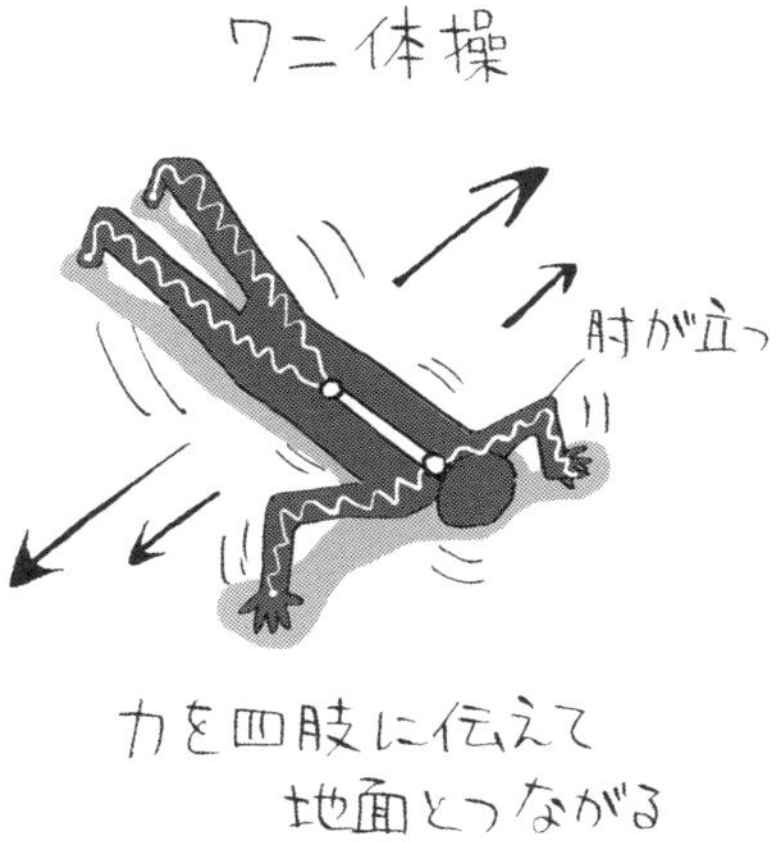
ワニ体操
肘が立つ
力を四肢に伝えて
地面とつながる

＊『芋づる式に治そう！』
栗本啓司＋浅見淳子＝著より

栗本　このイラストに言葉で付け加えるのなら

・胴体を床につける。足首は曲げて、つま先を地面に着ける。↓イラスト通り
・腕が窮屈でない位置を自分で探す。↓イラストに必ずしもとらわれなくていい

皆さん、人の言うことを聞くのに慣れているんですよね。慣れすぎているんです。だから そっくりに真似しようとして「本ではわからない」とか言う。でも正解は自分の身体が「気持ちいい」かどうかなんです。自分で肘とか手首に力が入らないところを試行錯誤で見つければそれでいいんです。

お子さんがやる場合は、親御さんが肩甲骨を触って確かめるといいですよ。手首と肘のポジションがよければ肩甲骨は硬くなっていません。その状態で腰や背骨を揺らすと肩甲骨が動いてきます。

皆さん脊椎動物なんですけど、意外と肩とかを動かしてしまって背骨が動きません。だから背骨が動かせるようになるだけで、ずいぶん身体はラクになるんですよ。

あと肩甲骨をなぞってあげるだけでもいいです。自分の肩甲骨って結構意識していない

でしょう。なぞってあげると肩甲骨がはっきりして動きやすくなってきます。

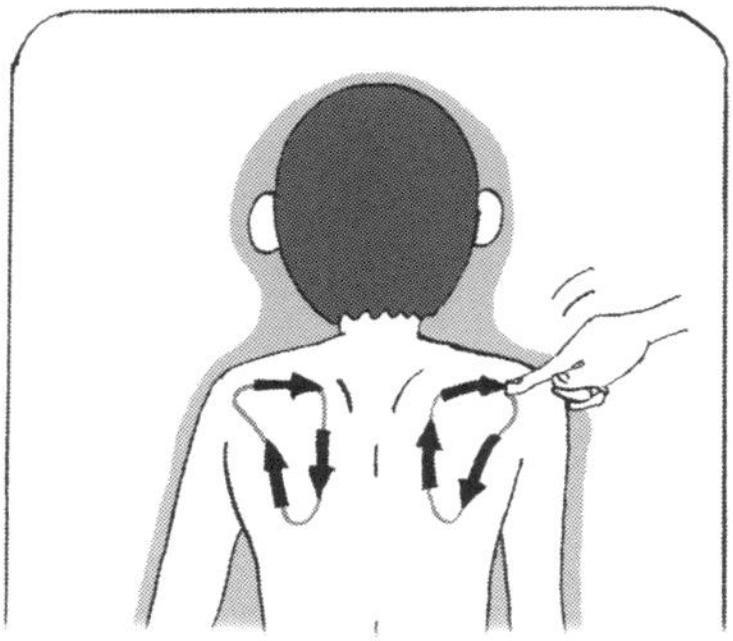

視覚過敏まとめ

浅見　視覚過敏のまとめとしては

・目の過働きに気をつける↓疲れを取る。
・目で何かを追うのはやりやすいほうからやる↓それが発達保障。
・肩甲骨を弛める。
といったところですかね。とってもカンタンだから、試してみる価値がありますね。

第四章
触覚過敏は治りますか?

触覚の未発達

浅見 さて、次は触覚過敏です。これも訴えの多い症状ですよね。原因はどこにあるのでしょう。

栗本 まず最初に、触覚自体の未発達があげられます。赤ちゃんの皮膚は未発達なので、外界の刺激に対して様々な対応をします。

浅見 なるほど。聴覚過敏が聴覚の未発達、視覚過敏が視覚の未発達から引き起こされていたように、触覚過敏は皮膚感覚の未発達である、と考えていらっしゃるのですね。

栗本　先日、東京都内で行われたニキ・リンコさんの講演会に行きました。そこでニキさんがお話になったエピソードからも、触覚過敏は触覚の未発達ではないかというヒントが得られました。

浅見　ニキさんには過敏に関するエピソードがたくさんありますが、どれですか？

栗本　温度の違う場所を移動すると思考の乱れがあるというお話です。

浅見　ああ、たとえば「こたつに入ってぬくぬくしてたけど、寒い廊下にみかんを取りに行くとき」とか「お風呂場と脱衣所の温度差」とかで思考が乱れるというエピソードですね。あれが触覚の未発達エピソードなのですか？

栗本　はい。温冷覚の未発達を思わせるからです。温度を肌で感じ、それに対応する機能の未発達です。二月ごろになると、不登校のご相談が増えるんですけれど、理由のひとつは、寒さに皮膚が対応しきれていないことだと思います。

浅見　私はニキ・リンコさんとはおつきあいが長いし、講演の相方を務めることも多いです。ですから「温度の変化に弱い」エピソードも何度も聞いてきて「不思議だし不便だなあ」とは感じてきましたが、それが触覚の未発達だとか、二月に不登校のお子さんが増えることと原因が同じだとか、思ってもみませんでした。

栗本　皮膚は身体の内側の状態を反映していますよね。体内の栄養、心理状態、呼吸、そして水分量も現しています。ですから、泌尿器系に未発達や発達の遅れを抱えている人は触覚過敏になりがちだと思います。もっとも泌尿器系の不具合が一番影響するのは聴覚過敏だと思いますが、皮膚に水分が回っていなければ当然皮膚は過敏になります。

浅見　たしかに。

だから、『芋づる式に治そう！――発達凸凹の人が今日からできること』で「水収支」に注目し、それを整えるコンディショニングを提唱したことで、触覚過敏が治っていった人もいるのかもしれません。

そこで思い出すのは、これはニキさんに限らないんですが、発達障害の人は「水分摂取」という生存上必須のことが自然にできないこともあるようなのです。つまり、喉の渇きが自然にはわからないようなんですね。私たちは喉が渇いたら水分を欲するんですが、そこがあまりダイレクトにつながっていないというか。

栗本　泌尿器が未発達の場合、身体は水を欲しないケースが多いようです。そうすると皮膚の働きが悪くなり、感覚に影響を与えますね。

浅見　そうだったのですか。ではお子さんが極端に水を飲まない人だったら、泌尿器の発達を促してあげるといいですね。そして多飲しすぎる人、水遊びが止まらない人なども泌尿器の未発達を疑った方がいいわけですよね。それは『芋づる式に治そう！――発達凸凹の人が今日からできること』を読んでいただければわかると思います。

触覚過敏の原因として触覚の未発達が考えられる。その背後には泌尿器の未発達がある。泌尿器系の発達を促すコンディショニングが有効なケースが多いと思われる。

触覚過敏と緊張

栗本　これは触覚過敏に限らず感覚過敏全般に言えるのですが、現象にとらわれてしまう人が多いですね。

浅見　現象にとらわれる、とは？

栗本　「感覚過敏だ」と決めてしまって、内容を細かく見ないことです。

たとえば触覚過敏と言われるお子さんでも、触られても平気な人とそうじゃない人がいますよね。

浅見　そういう意味では、過敏のない人と同じですね。誰だって触られて平気な相手とそうじゃない相手がいるでしょう。

栗本　そうなんです。そこで疑問を持った方がいいんです。触られたくない人に触られて過剰に反応すると、それは本当に触覚過敏なのでしょうか？

浅見　なるほど。

栗本　そして触れる場所によっても反応に違いがあるはずなんです。足裏、くるぶし、脇腹、頭、顔。なぜそこに触られると反応するかとか、あまり考えないで「触覚過敏」とひとまとめにしているようです。「触覚過敏」で「くすぐったがりや」だとしても、どこがくすぐったいかは人によって違うはずです。

浅見　そうですね。

栗本 たとえば足裏を過剰にくすぐったがるとしたら腎臓との関係も考えられますし、脇腹を過剰にくすぐったがるとしたら、泌尿器との関係も考える必要があります。体力をもてあましている可能性もあります。それによって対応が違ってきます。

浅見 そうなんですか。

> どこを触れられるとどう反応するのか、観察が大事。それによって適切な対応は違う。

栗本 よく親御さんに「この子は触覚過敏で誰にも触らせないんです」と言われても、私が触るのは大丈夫なケースもあります。なんでですか？ と不思議に思われるのですが、私は相手をよくみて拒否されない触り方を研究しているからです。でも私でも無理な人ももちろんいます。「相手によって違う」という事実からわかるのは、触覚過敏と緊張がつながっているということです。

浅見　そうでしょうね。

栗本　その緊張があるかどうかは、股関節を持ち上げてみるとわかるんですよ。

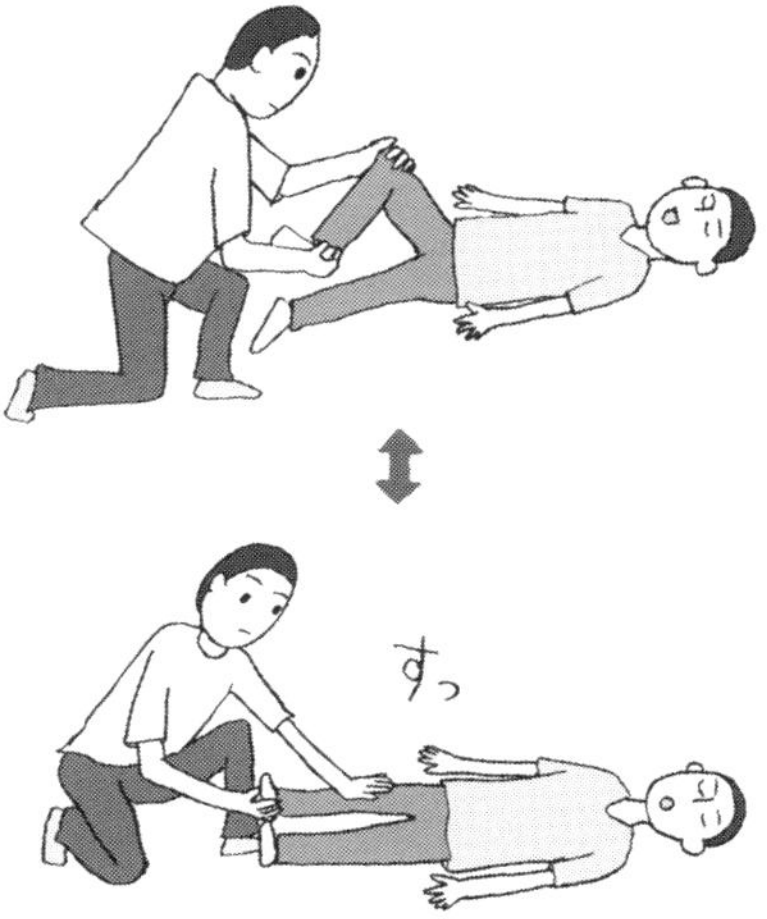

＊『人間脳の根っこを育てる』栗本啓司＝著より

浅見　これでどうわかるんですか？

栗本　緊張が強いということは、別の言い方をすると頭が過敏だということです。頭を働かせず身体にまかせておけばいい場面でも「あ、足脚が上げられた」とか過敏に反応してしまうということです。そうすると足脚を持ち上げた瞬間、股関節に力が入ってしまうのです。お子さんの場合、ブランコに乗っても身が委ねられなかったりします。皮膚の問題がある子は、わりあい頭が緊張していることが多いですね。どっちが先かわからないけどつながっています。そして頭が緊張している人には、目にホットタオルをするといいですね。

浅見 その股関節を回す動きをしていると股関節は弛むんですよね？

栗本 その人にとって心地よい速度で回してあげると弛みます。だからそこも観察が大事です。

浅見 それにしてもこれくらいでびくっとしていたら、生きるのがしんどいですね。

栗本 そうですね。ただし、物理的緊張と心理的緊張は見分けないといけません。何もない状態で股関節に触ってみて固いのならそれは筋肉の強ばりです。触られて頭が起き上がってきたり、びくっとして緊張が入るのならそれは心理的緊張です。この違いは覚えておくといいですよ。

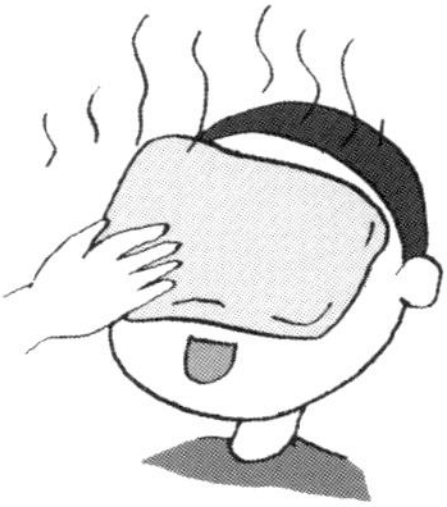

＊『芋づる式に治そう！』
栗本啓司＋浅見淳子＝著より

どうしても触れないお子さんなら触らなくていいのです。その人のセーフティゾーンまで近寄れれば十分です。キャッチボールでもいいし、エアマッサージでもいいんですよ。

物理的緊張と心理的緊張を見分けるのも大事。それぞれのセーフティゾーンを大切に。

触覚過敏と気配

栗本　皮膚が乾いていると、風の影響を受けやすくなりますね。『自閉っ子、こういう風にできてます！』の中のニキ・リンコさんの「風が痛い」というエピソードもやはり私の目から見ると皮膚の乾きです。

浅見　あれも不思議で不便だと思っていましたが、そんなにカンタンなことだったのか！

栗本　風の影響を受けやすいと、クーラー、扇風機などにも敏感ですね。電車やエアータオルの音が気になると聴覚過敏だと思ってしまいがちですが、触覚の影響も考えられます。あるとき集団指導の場で、子どもたちが騒がしかったんですけど、扇風機を止めると騒がしさがおさまったんです。音か風圧かどちらかに原因があるんだろうな、と思ったんですけど、おそらく触覚だと思います。ただ音の影響もあるので聴覚とも関係していると思います。

浅見　だとすると、発達障害の方が雰囲気に敏感なのもわかりますね。

栗本　そうですね。あと、自閉症のお子さんは赤ちゃんのときからのけぞるというか、上手にだっこできないことも多いようですが、それも頭の過敏です。

のけぞったら、赤ちゃんが行きたがる方向に行ってみるのもいいですね。子どもの注意がある方向に行くと、ぴたっと止まるところがあるんです。そうすると落ち着いて、静かになるんですよ。あやすと余計にぐずるかもしれません。ならば、子どもが行きたい方向に行ってみたり、そういう発想が必要だと思います。触覚過敏の人は気配にも過敏で、離れていても気配を感じてしまって反応していることがあるので、そのときには気配を消してあげるという発想も必要かもしれません。

浅見 難しそうだけど。

栗本 たとえば抱いている子が泣いていれば、親御さんなら焦ると思うんです。でも、これは『支援者なくとも、自閉っ子は育つ――親子でラクになる！ 34のヒント』のこよりさんに習ったんですけど、自分が乳母になったつもりで「あ、若様がおむずかりに」なんていう気持ちになれば、焦らず一歩引けるんです。

浅見 わはは。

栗本 そういう工夫もときには必要だと思います。

浅見 親御さんは焦ってしまうけど、何気なく接した方がいいこともあるということですね。

> 気配に敏感な人にとっては「何気なく接する」のも立派な発達援助になっている。

触覚過敏　まとめ

浅見　触覚過敏は、赤ちゃんの肌（皮膚）を持っていると考えていると適切な対応がていねいにできそうですね。

栗本　そうですね。だから緊張も感じやすい。そして、水収支に気をつけてあげればいいと思います。

第五章 味覚過敏は治りますか？

味覚過敏の四つの原因

浅見 さて、味覚過敏までできました。味覚過敏といえば偏食です。とりあえず生存上に有利なように偏食は治した方がいいんだけれども、かつて理解が広がっていないころに学校でやられていたような「嫌いなものを無理矢理口に詰め込む」なんていうのは言語道断なわけですね。

栗本 拒否反応を起こしてしまいます。そうなるともう受け入れないでしょう。強制的に詰め込むのではなく、第一部で触れたこよりさんのやり方のように、受け入れられる感覚を広げていくのが一番よい方法です。

そもそも、味覚過敏も実態をきちんとつかまず、偏食との関連で議論が進むことが多いようなのですが、実態を整理しておいた方がいいと思います。

浅見　なるほど。では整理をお願いします。

栗本　はい。味覚過敏の原因としては大きく分けても四つの可能性があります。

- 舌の問題
- 歯や口の問題
- 内臓の発達の問題
- 嗅覚との関連

浅見　なるほど。

栗本　ひとつひとつ見ていきましょう。

味覚過敏と舌の関係

栗本　舌は味覚だけでなくかたちを認識する働きを持っています。かたちを認識するプロセスは、舌でなめて確かめる段階、次に手で触れて確かめる段階、その次に目で見て確かめる段階があります。舌で物をよくなめ回すお子さんは、ひょっとして、かたちを認識する段階なのかもしれません。そういう時は舌をたくさん使っていると思います。

浅見　ああ、そうかもしれません。

栗本　舌が過活動になると、味覚も偏ってくるでしょう。

浅見　舌が疲労するわけですね。

栗本　はい。その場合には目の蒸しタオルが有効かもしれません。目の代償行動として舌の過活動があるからです。

味覚過敏は、舌そのものに問題がある可能性もある。その場合は目に働きかけるのが有効かもしれない。

味覚過敏と歯や口の問題

栗本　第一部でも顎の問題を見ましたが、顎や歯の発達、そしてその器官の状態によっては食べられないものがあります。

浅見　それが外から見ると「味覚過敏」「偏食」に見えてしまうこともありそうですね。

栗本　そうです。例えば口唇が乾いていると皮膚がめくれカサカサした状態になります。その状態で食べ物が触れると痛いので食べるのを嫌がったりもします。また歯が発達していないと固いものは食べられないでしょう？　年を取ると食べにくくなってきたりしますよね。だから、身体全体が発達していって歯や口の機能も発達していくと解消していく味覚過敏もあると思います。

歯や口周りの機能の発達に遅れがあるために起きている味覚過敏もある。その場合は身体機能の発達を待てば解消していく。

味覚過敏と内臓

栗本　味覚は内臓の発達にも当然影響を受けます。消化器が消化できないようなものは食べない方が自然ですし。

浅見　そうですね。

栗本　そして腎臓の働きが活発な人や腎臓の発達が他の器官より早い場合には、塩辛いものを好んだりします。

浅見　なぜですか？

栗本　汗や尿で塩分が排出されすぎてしまうからです。

浅見　その分余分に取らないといけないわけですね。私事ですが、運動して汗をかいたあとお料理を作ると、翌日になってみるとびっくりするほど塩辛く味付けしてしまったりします。その瞬間は汗をたくさんかいたあとなので塩分が余分にほしいようなのですが、翌日回復したあと食べると「なんでこんなに辛くしてしまったんだろう」なんて思います。内臓の調子によって味覚が影響を受けるというのはよく理解できます。

栗本　だから腎臓の疲れが取れ、腎臓だけでなく消化器官など、他の器官が成長してくると食べられるものが増えます。身体機能の発達が感覚の発達を促すことはみてきましたが、味覚についても当てはまりますね。偏食が悪い、と決めつけなくてもいいのです。現在の身体の状況から受け入れられる味覚の範囲が狭いということです。

> 内臓が未発達で受け付けられないものは口に入れない方が自然である。

味覚と嗅覚

栗本　そして当然、嗅覚も味覚に影響してきますね。

浅見　食の楽しみには香りも大いに関係あることを思うと、もちろんですね。

栗本　嗅覚は一番本能に近い感覚ですが、本来感覚器は自分にとって必要な物と不必要な物を区別するためにできたものです。つまり、生命を守るために発達してきたものです。

浅見　なるほど。たしかにそうですね。外から有害なものが入ってこないように識別するのが感覚の役目。味覚もそういう意味で大事ですね。なんでも口に入れていたら死んでしまう。

栗本　味覚の元となる味蕾は乳児期では一万個あると言われています。舌だけではなく歯肉、頬の粘膜、口唇、咽頭、咽頭蓋、食道の上部にまで分布しているんです。ところが成長するにつれて味蕾の分布範囲が舌、口蓋、咽頭蓋に狭められていくんです。このことからも乳児期は、いかに身体に不必要な物を入れないようにしているかがよくわかると思います。

浅見　本当ですね。子どもの味覚は、厳しく有害なものが入ってこないように制限しているのですね。そしてそれは理にかなっている。だとすると、味覚の恐怖麻痺反射（参考図書『人間脳を育てる——動きの発達&原始反射の成長』灰谷孝＝著）みたいなものが味覚過敏なのかもしれません。そうしたら、間接的に味覚以外の感覚器や内臓、関節が育ち、緊張↔弛緩が自由にできる身体を作ることが、味覚過敏を解決しそうですね。

味覚過敏　まとめ

浅見　味覚は本来、有害なものを身体に入れないようにするための大事な感覚なんですね。だから身体の各部位が発達途上の間は受け入れられない味覚もある。

栗本　でも身体が育てばそれにつれて味覚も育ち、受け入れられる範囲が広がるんです。

第六章 嗅覚過敏は治りますか？

嗅覚はどう特殊な感覚なのか？

浅見 さて、最後の嗅覚過敏まできました。嗅覚過敏って、なんか特殊ですよね。

栗本 どうして特殊だと思いますか？

浅見 まず、嗅覚過敏を単独で持っている人の訴えを聞かないような気がするんです。必ず何か他の過敏があって、そして嗅覚も過敏、という人が多いような気がします。

栗本　そうかもしれませんね。

浅見　あと個人的なことですが、そう言いながらも感覚過敏がない私が唯一一人称で語れる過敏性があるとしたら、嗅覚過敏かなあと思うからかもしれません。

栗本　浅見さんも嗅覚が過敏ですか？

浅見　体調が悪いときに限られますけど。体調不良だと普段平気な場所で空気が臭く感じます。都会暮らしのわりには空気には敏感です。それと自分の仕事の進め方とか、決断の仕方とか、栗本さんみたいな著者を選ぶときとか、理屈ではなく「鼻が利く」とでも言うような行動原理なので、自分は「鼻人間」なのかなと思ったのです。弱いところも鼻。強いところも鼻、みたいに。

あと実は私、音楽とかには無頓着なんですけど、聴覚過敏のある発達障害の人たちを見ていると耳人間で、ものすごく音楽が好きみたいな感じがします。一方で私は匂いにはこだわりがあって、だめな匂いは本当にだめだし、好きな匂いはとても好きなんですよね。

栗本　嗅覚は視覚や聴覚と違いイヤマフやサングラスで防御できないでしょ？

浅見　そうですね。

栗本　この本が参考になりますよ。『鼻のしくみと子どもの成長［みんなの保育大学〈10〉］』

（高橋良＝著／築地書館）。

浅見　そうですか。どんなことが参考になるのですか。

栗本　鼻がどう進化してきたか、進化の過程で鼻の役割がどう変化してきたかがわかります。この本を読み、指導の場で観察し、そして成人の嗅覚過敏の方からの聞き取りをした結果、鼻は自分の生命に直接危険が及ばないかどうかを察知する器官だと考えるようになりました。

　鼻はマスクなどで刺激から防御しても呼吸したり食べたりしているうちに刺激を受け入れてしまいます。そして他の感覚器と違い、刺激がダイレクトに脳へ伝わるので、安全ではないものを早く避ける上では重要な感覚です。嗅覚が機能していることは、サバイバル上大事です。

浅見　ああ、私は生き物としてサバイバル本能が強い人類だと思うので、だから鼻人間なのかもしれません。

栗本　そうなのです。もちろん、嗅覚にも育ってもらわなくてはいけないのです。嗅覚過敏の子がいたら、最初は嫌な匂いから遠ざけることも必要ですが、鼻を含めた身体が育つことで生きる力が培われるケースがあるのではないでしょうか？

浅見　では嗅覚はどのように育てればいいのでしょう?

鼻は危険を察知するのに大事な感覚器官。

鼻を育てるためには

栗本　ひとつはこれまでの感覚と同じように、体内の水分を保つことです。

浅見　泌尿器系を育てて水収支を合わせることですね。なぜ嗅覚が育つのに体内の水分量が大事なのですか?

栗本　匂いは

嗅上皮→嗅球（大脳辺縁系の一部）→嗅索→大脳皮質の嗅覚野

と伝わります。嗅上皮は粘膜でできていて粘液で潤っています。粘液が潤っていない場合、嗅上皮の働きが低下して嗅覚過敏になるのでないかという仮説が成り立ちます。

これを避けるための対処法は

・身体の渇きに気をつける

ですね。粘膜は体内の中でも水分量が多いところですから。

補足ですが、鼻の下には口との仕切りになっている口蓋があります。これは母乳を飲んだときに鼻に行かないようにする働きと、しゃべるときに音が鼻から漏れないようにする働きをしています。だから哺乳瓶で水を飲むと水が吸収しやすくなるだけでなく、口蓋も育ち発声にもよい影響が出るのではないか、と推測しています。

浅見 なるほど。母乳を飲むときは鼻呼吸ですね。あれも鼻が育つ経過なのでしょうね。

鼻の中は粘膜。鼻を育てるのに、水収支はとても大事。

栗本　そしてこれまでの感覚過敏と同じように身体を弛めるのも大事です。

浅見　なぜですか？

栗本　人間は他の動物と違い鼻が前に出ることで頭の形が変わり大脳が発達しました。大脳皮質が働きすぎると頭が疲れます。頭の疲れがあると、おでこが硬くなったり、おでこが下がることもあります。そのため鼻の形がゆがみ、嗅覚過敏になるという仮説が成り立つと思います。

浅見　なるほど。

栗本　そして聴覚過敏と同様、首の運動や顎を弛める姿勢を行うのも嗅覚過敏にはいいと思います。

浅見　なぜですか？

栗本　匂いを嗅ぐ動作は首を伸ばしますね。嫌な匂いが鼻に入ると鼻をつまんだり、首をねじったりしますね。発達障害の人たちは首の緊張があって首が伸びにくく、匂いを嗅ぐという動作が未発達かもしれません。また首の動きが片方にねじれっぱなしの状態だったり、片側の首に力が入っていると片側の鼻が詰まります。詰まっていない側の鼻ばかり使うので無意識のうちに嫌な匂いを嗅いでしまうのかもしれません。

ここでひとつ、鼻の通りがよくなるワークをご紹介します。

浅見 いいですね。花粉症の人とかに試してもらいたいですね。

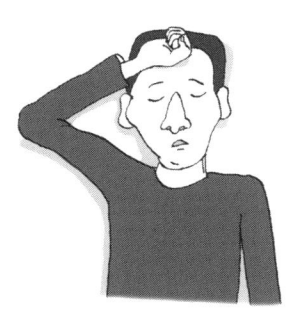

栗本 仰向けになり拳をおでこの皮膚に当て、上方にほんの少し引っ張った状態にすると身体が弛み、鼻の通りがよくなっていくんですよ。

身体を弛めることは、嗅覚過敏の対応としても大事。

発達段階により適切な運動は変わる

栗本　その他、片足立ちができない段階の人には

・ずりばいや四足での移動運動

もいいでしょう（↓143ページ参照）。

また片足立ちができる段階の人には

・仰向けで首をゆっくりと左右に倒す・左右にねじる

といった運動もいいですね。動きやすい・動かしにくいなど、動きの質を感じることがポイントです。

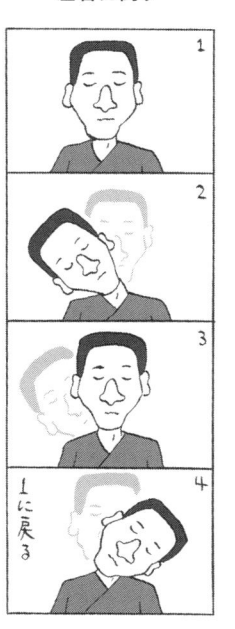

浅見　なぜ片足立ちができる段階または模倣運動が可能な段階の人と、そうじゃない人と、適切な運動が違うのですか？

栗本　片足立ちができる発達段階、すなわち立位がきちんとできる発達段階に到達してい

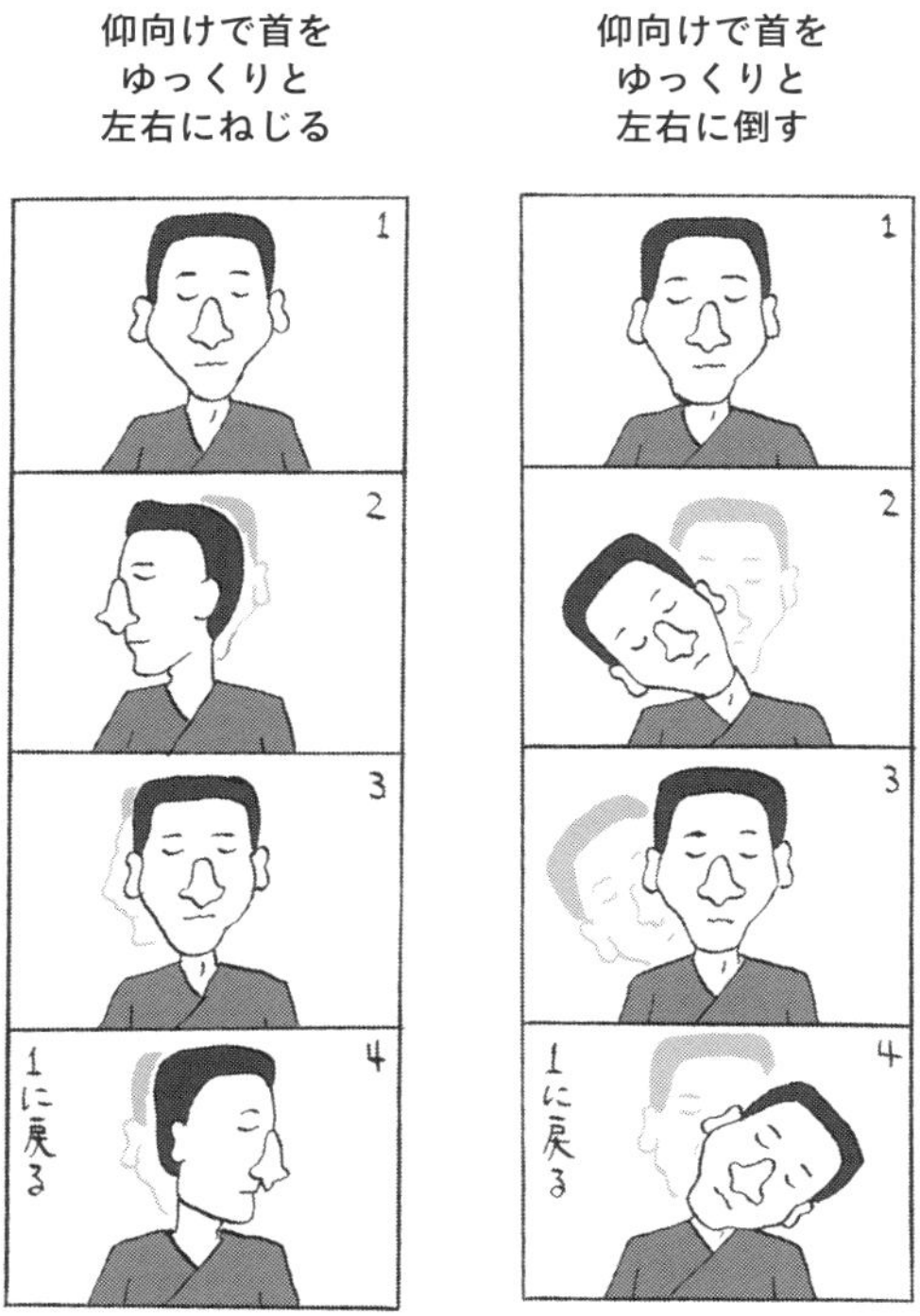

ないと、意識的に身体を動かす体操が実践できないからです。そして、意図的に感覚をとらえることもできないかもしれません。そういう人には、よりカンタンな体操がいいのです。

浅見　なるほど。栗本さんが『人間脳の根っこを育てる――進化の過程をたどる発達の近道』を書いた理由のひとつは、特別支援学校でさえまだ立位がきちんとできる段階まで発達していないお子さんに立位の運動を強いる現状に一石を投じたかったからですものね。腰が育っている人と育っていない人では適切な運動が違う、ということを、指導する方は心がけて「その人に無理のない運動」を編み出してほしいですね。

嗅覚過敏　まとめ

浅見　嗅覚過敏は単独での訴えはあまり聞かないけど、過敏の集大成みたいな感じですね。

栗本　はい。本能に一番近いところですから。

浅見　私の嗅覚過敏らしきものも、嗅覚過敏というより、体調不良になると水収支が崩れたり身体に強ばりが出てくるせいで普段はない過敏性が引き起こされた現象なのかもしれません。

・体内の水分量を保つ
・緊張↔弛緩を自由にできる身体を維持する

ことは全身の状態をラクにして、その結果過敏性がなくなっていくことがよくわかりました。

第七章 「環境づくり」の本当の意味

成人になったら手遅れか？

浅見　そういえば、ここ何年か嗅覚過敏の日がないですね。考えてみたら、栗本さんと知り合ってからです。本を一緒に作ってそのたびに自分もコンディショニングを人体実験しているうちに、もともと崩れにくかった体調がよけい崩れなくなったような気がします。黄色本『自閉っ子の心身をラクにしよう！——睡眠・排泄・姿勢・情緒の安定を目指して今日からできること』を作った当時の私は、左右のぼしきゅうの大きさにかなり違いがありました。それが身体のねじれにつながるということ、ねじれていても別にかまわないことを知りました。けれども、左のぼしきゅうを育てることは時々意識してきました。

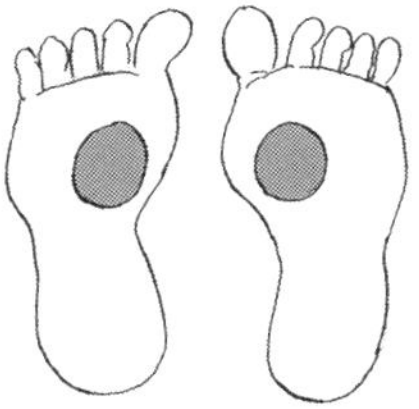

＊『自閉っ子の心身をラクにしよう!』栗本啓司＝著より

そして最近気がついたのですが、運動するとき準備体操で小さかった方の左のぼしきゅうに触れたり、五本指シューズでジョギングしたりするうちに、気づいたら左右のぼしきゅうの大きさが変わらなくなっていたのです。おそらく、腎臓方面の機能にいい影響を与えたと思います。

そのせいか秋口に決まって出ていた咳が出なくなりました。これは、ぼしきゅうが育ったおかげかもしれませんし、『芋づる式に治そう！——発達凸凹の人が今日からできること』を作ったときに習った「四季の水収支の合わせ方」を自分で年間を通して人体実験をしたからかもしれません。その結果、寒さに対する苦手感が減りました。自分の実感としては、かつては寒いと身を縮めていたのが、どーんと迎え撃てるようになったような感じです。

栗本　なるほど。

浅見　そうなると、精神的にも何事にもどーんと構えていられるようになったという気がします。ひとつは父を亡くしたことが大きなきっかけになりました。父を亡くして、ああ本当に私は慈しんで育てられたんだな、となぜか実感したのです。そうすると「私は一生大丈夫」という自信みたいなものがどこかから沸いてきて、何か困りごとが起きても「そうですか。そうきましたか。じゃあ乗り越えましょう」と対応できる力が出てきたのです。だから黄色本が出てからの私は、成人でも身体は変わっていくこと、そのための方法はしんどいものではないこと、のよい例だと思うのです。栗本さんはお子さんと成人を分けて考えた方がいいとおっしゃいましたが、大人でも変わる、ということは強調しておきたいですね。

私は嗅覚過敏だけは、一人称で語れる過敏性なんですが、実は嗅覚がサバイバル上大事な感覚なだけではなく、楽しみも嗅覚で得ることが多いんです。好きな音楽ってあまりないんですけど、好きな匂いはたくさんあります。毎年タイに遊びに行きますが、リゾート地の匂いが好きです。それとお相撲は好きですが、もしかしたらびんづけ油の匂いが好きなんじゃないか、と思うくらい匂いが好きでお相撲を見に行く感じです。

環境は主体的に作るもの

浅見　この本を通して栗本さんは、「感覚過敏を治す」とは「感覚を育てる」ことだと教えてくれました。だからこそ、支援者ではなく親御さんが主役なのだと。そして成人の場合には、自分が主役にならざるをえません。

それをきいて私は、神田橋條治先生の本の中に出てくる「環境」という言葉を思い出しました。自閉症療育に関しては「環境調整」の大切さが強調されます。「構造化」と置き換えてもいいかもしれません。自閉症の人は情報処理で混乱するから、混乱しないように環境を構造化してあげよう、という発想です。これでたしかに安定するのです。そしてその安定を得たあと様子を見ながら構造化を外していく主義の人たちと、あくまで構造化を一般社会にも広げようとする人たちと、流派が分かれているようです。まあともかく自閉症療育の世界での「環境」って支援者が本人のためにする「配慮」なんですけど、神田橋先生の本の中に出てくる「環境」ってどうやら違うもののようだ、って気づいたんですね。神田橋先生の文脈ではどうやら、環境は与えられるものではなく自分で作るもののような気がします。

栗本　本人が主体的に作る環境ですね。

浅見　そうなんです。そしてそのときの基準は「気持ちいい」なんです。もちろん浮世のあれこれで限度はあるんですけど、本人が「気持ちいい」を基準に自分の環境を作っていく。それって考えたら健康な人は大なり小なりやっていることなんですよね。運動したり、音楽を聴いたり、おいしいものを食べたり。

「ワクワクすること」の大事さ

浅見　「ワクワクすることの大事さ」も神田橋先生や愛甲修子さんにさんざん教わってき

ました。そして今回気づいたのは、ワクワクすると呼吸器が育つということです。呼吸器が育つと、過敏も治っていく。

一般的な感覚とあまりに違いがあると、人々の中でやっていくのがつらすぎる。それが感覚過敏なんでしょう。雨が痛いとか風が痛いとかどくだみが臭くて泣くとかスーパーマーケットの音で混乱するとか、あまりに変異が大きすぎるとそれに周囲はびっくりして、病的な状態だと思ってしまう。でも「感覚器官の未発達」「胎児のまま生まれてきてしまったのかも」って考えると「じゃあ育てればいいや」ってなりますね。

最後にこれまでの本に載せた漫画をふたつ載せておきます。

ひとつは『人間脳を育てる――動きの発達&原始反射の成長』に載せた私の子どものころの思い出です。

もうひとつは『支援者なくとも、自閉っ子は育つ――親子でラクになる！34のヒント』の著者、こよりさんが発達凸凹のお子さんを二人育てたその途上の思い出です。

何気ない親子の風景です。でもこれこそが「現場」なんですね。「感覚を育てる現場」です。

それは日常の中にあるのですね。

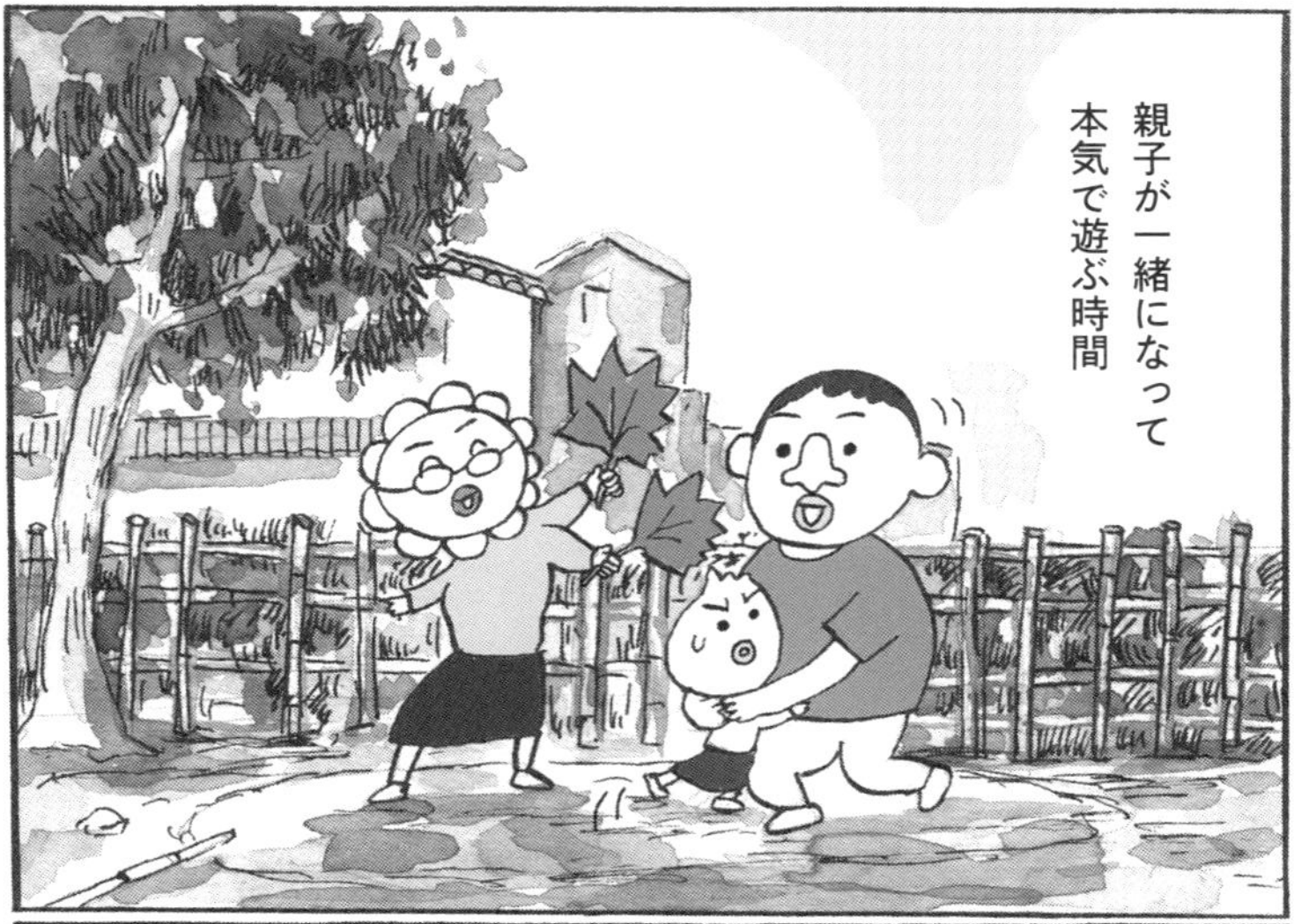
親子が一緒になって
本気で遊ぶ時間

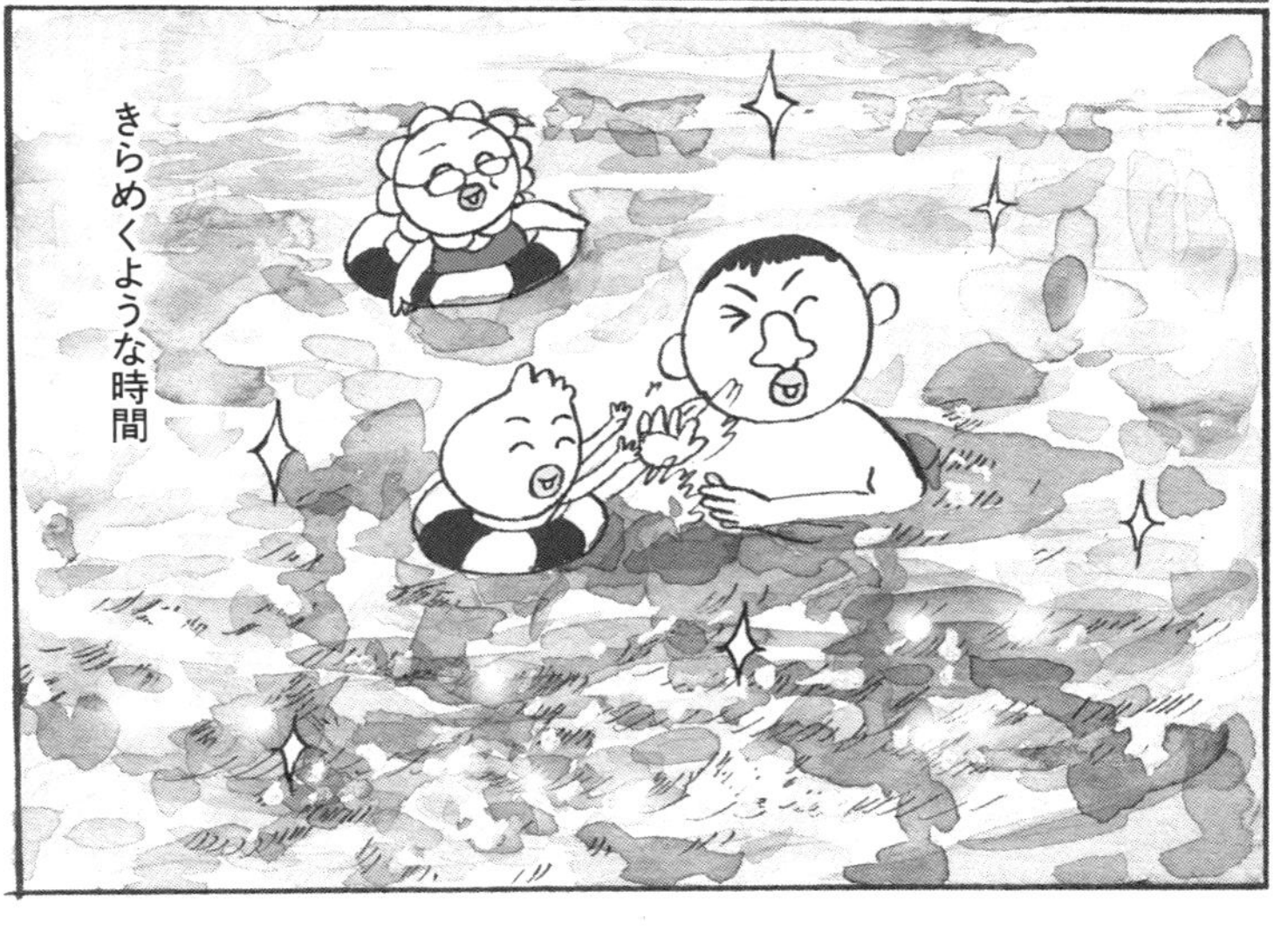
きらめくような時間

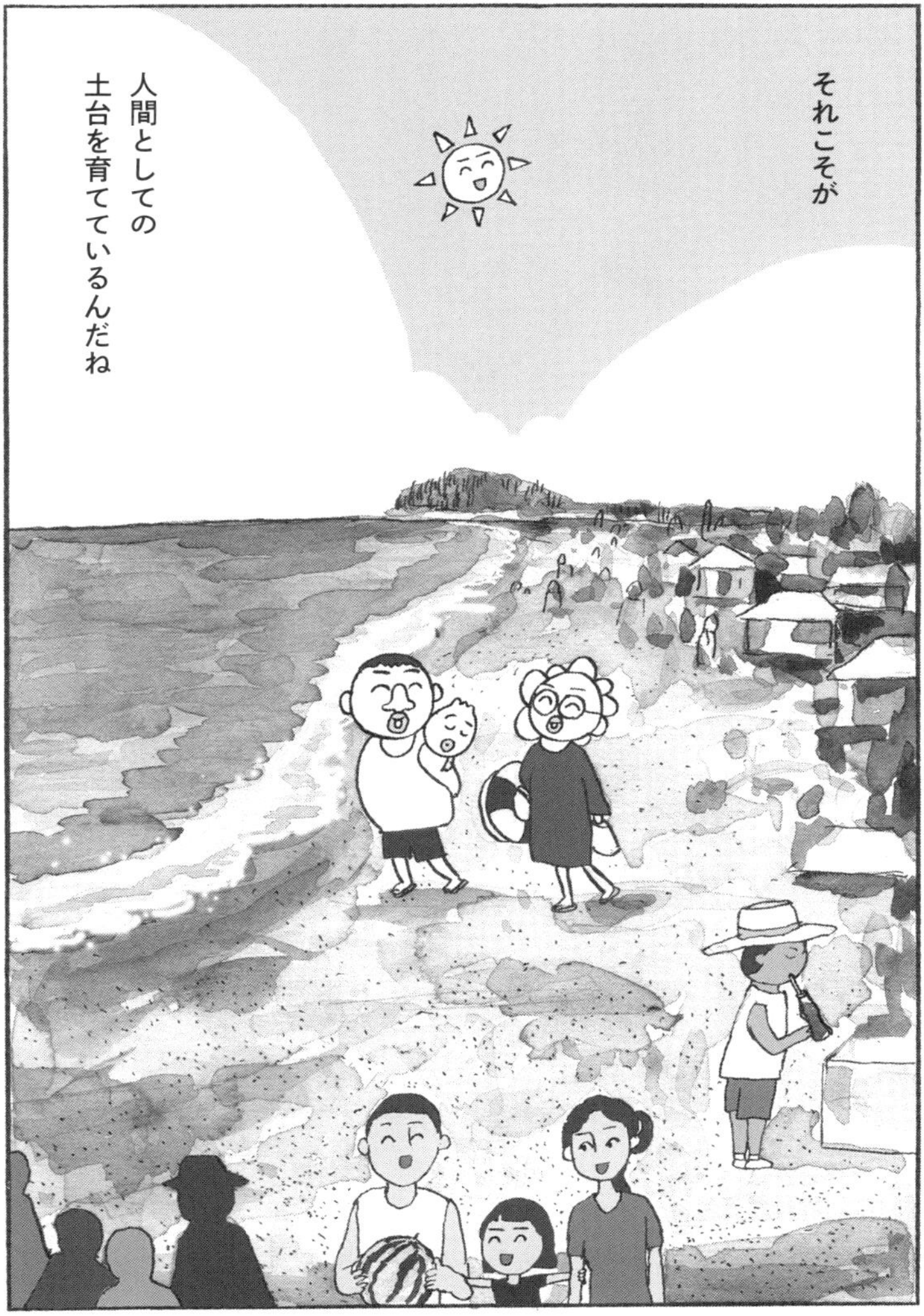
それこそが
人間としての
土台を育てているんだね

＊『人間脳を育てる』灰谷孝＝著より

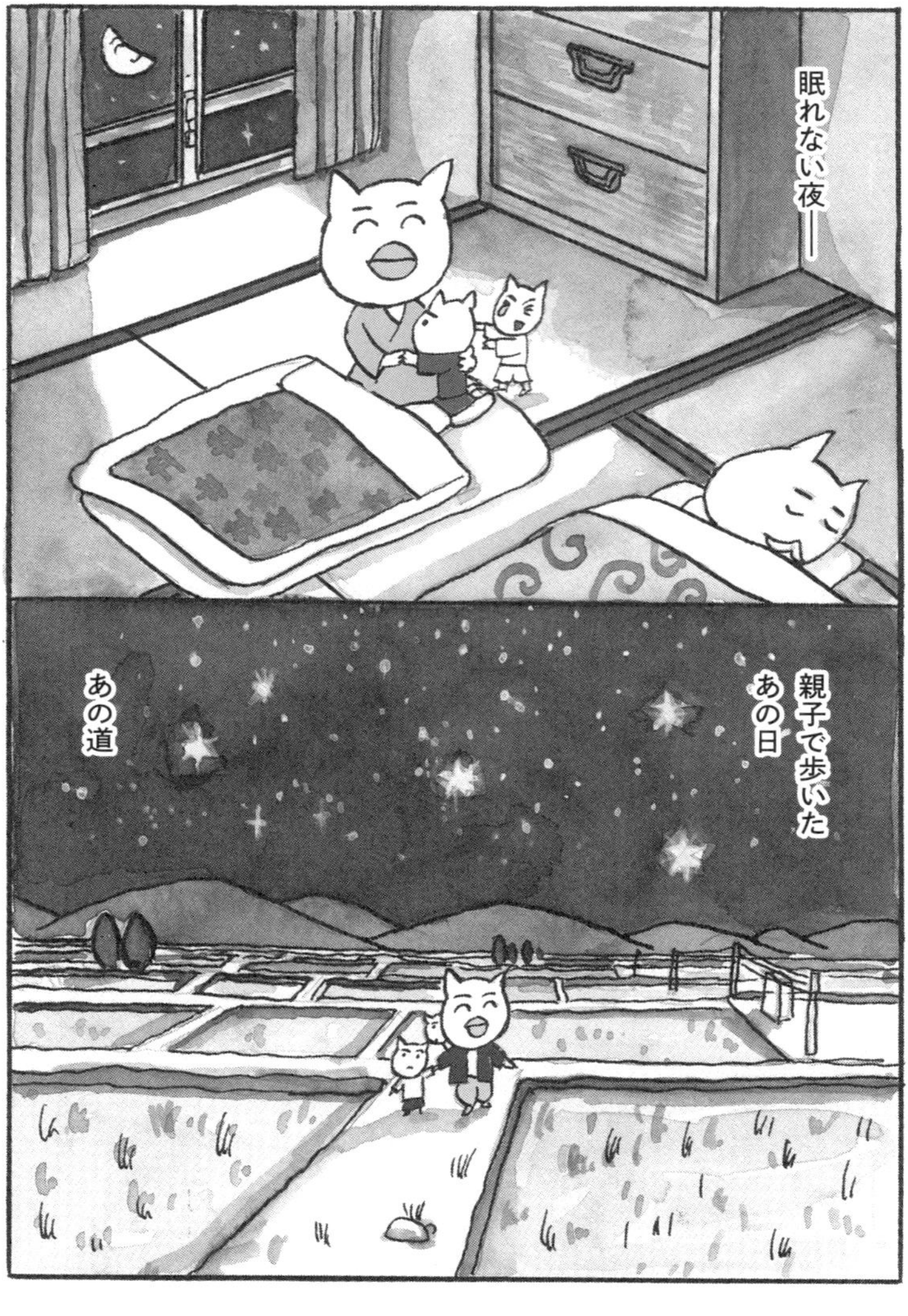
眠れない夜――
親子で歩いた
あの日
あの道

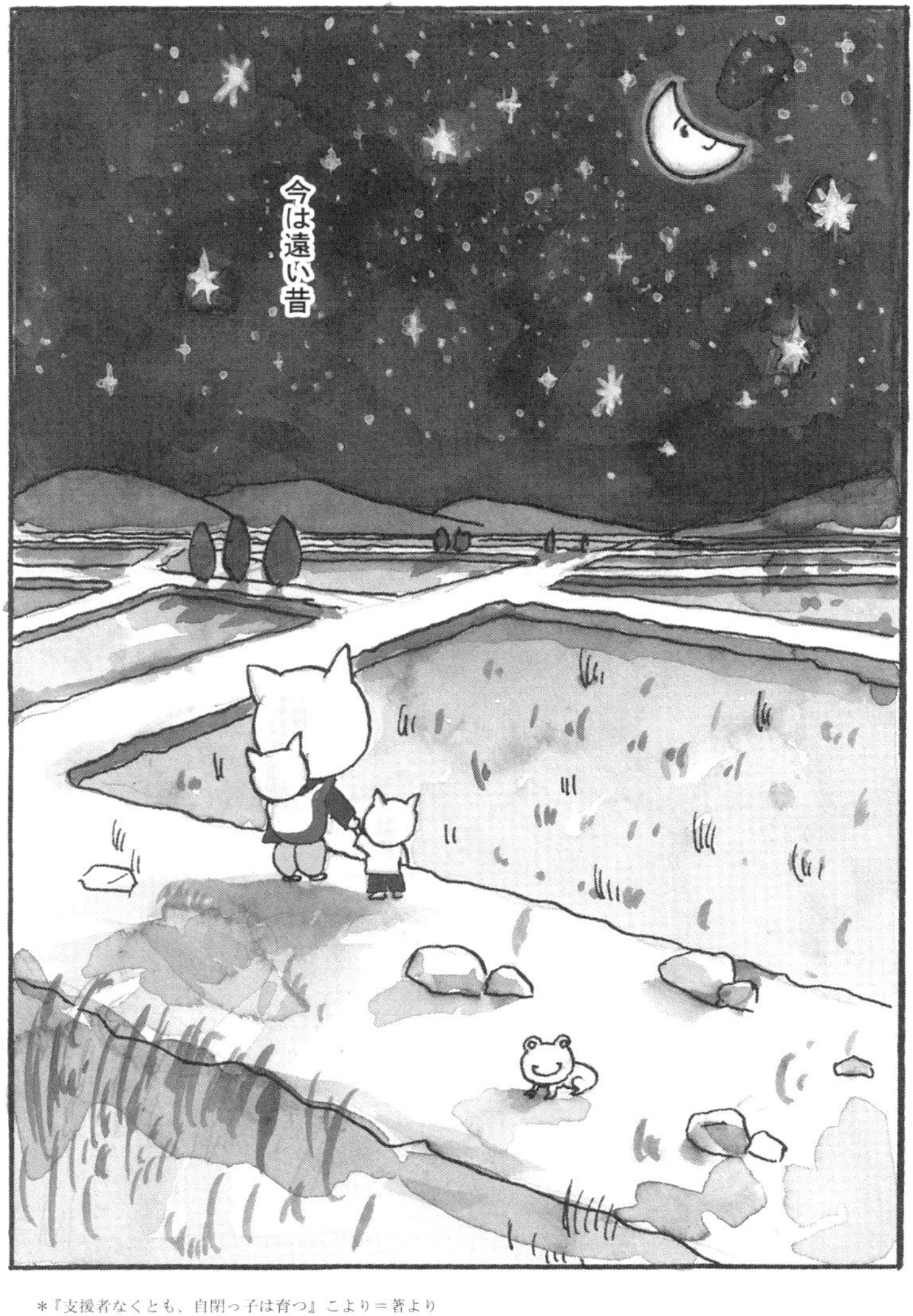

＊『支援者なくとも、自閉っ子は育つ』こよりʼ＝著より

感覚過敏が治った人はたくさんいるけど、治せる医者はめったにいない理由がわかった

浅見　私は最初に言いました。「感覚過敏が治った人はたくさんいる。でも治せる医者はめったにいない」って。それが「感覚過敏がどう治っていくか」の大きなヒントになると思います。

感覚過敏が治るためには、主体性がとても大事なのですね。

たとえ発達障害の特性が残っていても、感覚過敏がなくなるだけで、人の間で生きていくのはものすごくラクになります。生まれ持った特性を活かすこともできるようになります。だから『自閉っ子、こういう風にできてます！』が原点だった私にとって、感覚過敏は本丸でした。それを解決する糸口が見つかってよかったです。

栗本　私にとっては、本丸はまた別のところにありそうです。

浅見　そうなのですか。

栗本　本書でも様々なコンディショニングを提案しましたが、「そもそも子どもがのってくれない」という訴えも多いんです。なぜのってくれないのか、そこにまた身体の問題があります。「自発性・やる気」を身体から育てる方法を、今後は考えていきたいと思っています。

付録

土台作りの前にやっておきたいこと

まず、親（支援者）の身体をラクにすることが大事。
そのためのワークをしてみよう。

＊以下のページは、読み上げて録音しておいて毎日使っても便利かもしれません。

まず、畳や床（地面）に仰向けに寝てください。

床もしくは畳と身体の間に
隙間ができているかもしれません。
そこがあなたの緊張しているところです。

身体で確かめてみましょう。
左右のかかとは地面についていますか？
手では確かめないこと。
かかとの感覚を大事にしてください。

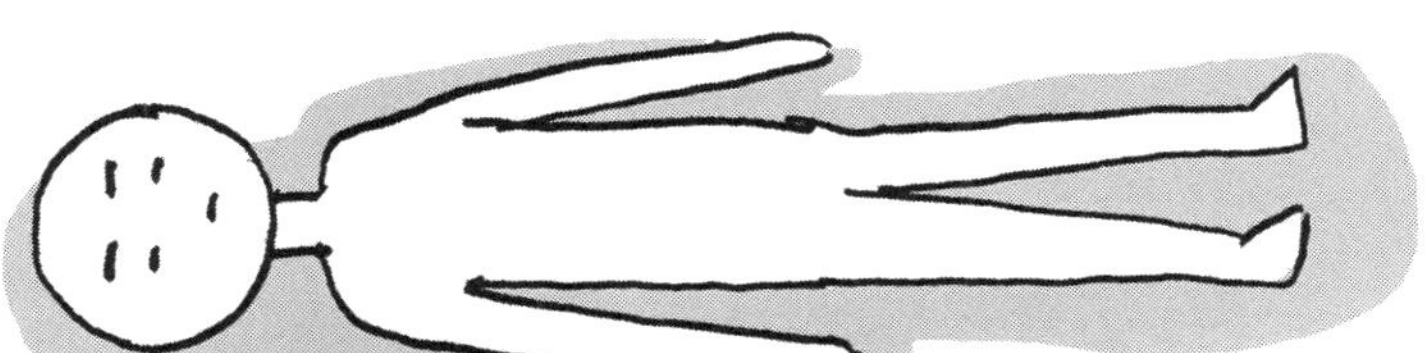

では、次はふくらはぎです。
床についていますか？
「わからない」ならわからないでいいですよ。

右と左、両方感じてください。
どちらかのふくらはぎが
より多く地面と接触しているかもしれません。

いい、悪いはありません。
ただ感じてください。

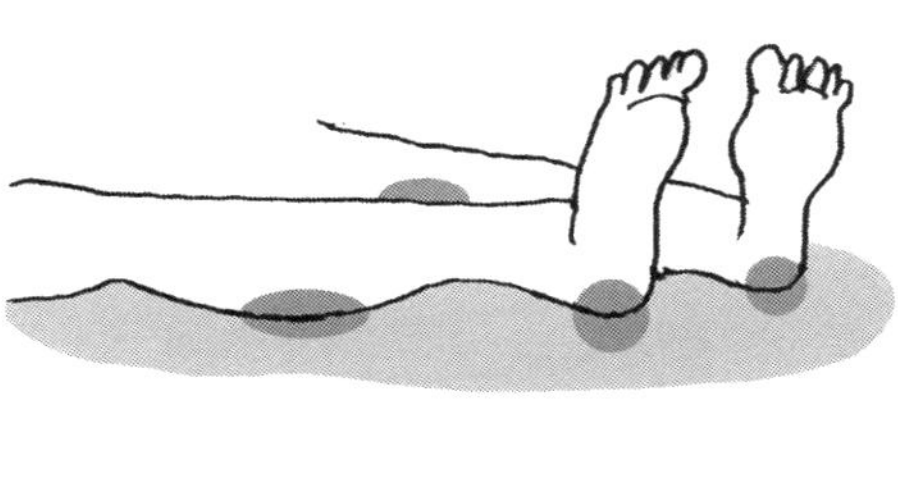

それでは次は、両膝の裏。
床とどういう関係ですか？
感じてください。

次は太ももの裏。
床についていますか？
左右とも感じてください。

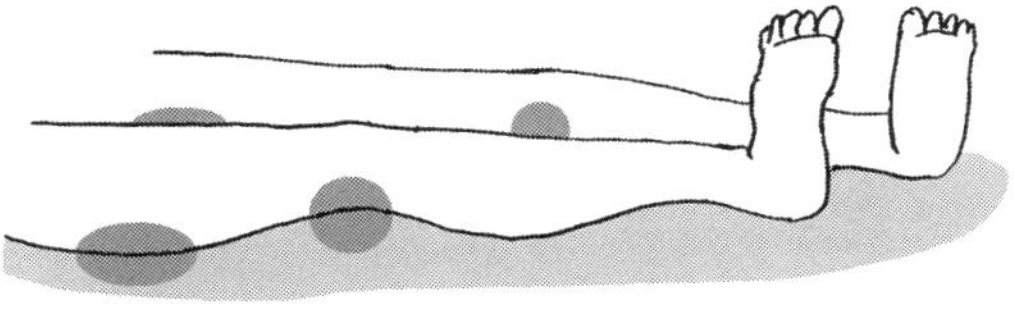

次はお尻です。
右のお尻と左のお尻。
地面についているのを感じてください。

次は腰です。
地面とどういう関係ですか?
感じてください。
わからなければわからないでいいですよ。

次は背中です。
右、左、真ん中あたり。
感じてください。

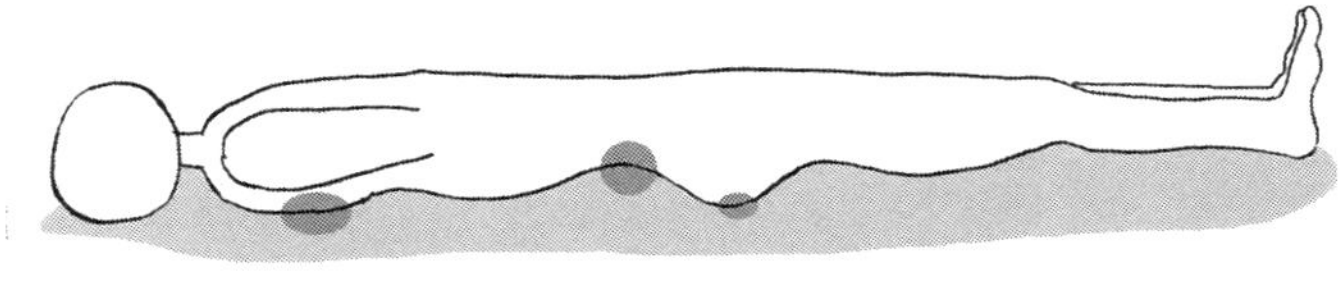

そして肩胛骨。
右、左、どう地面と接触していますか？
感じてください。

首の後ろ。
どういう感じですか？

頭の後ろ。
右側と左側。
どういう感じですか？

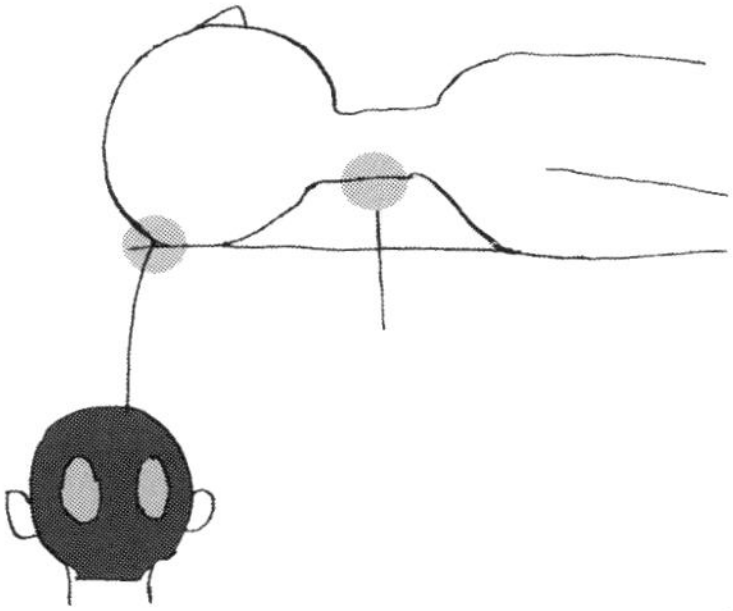

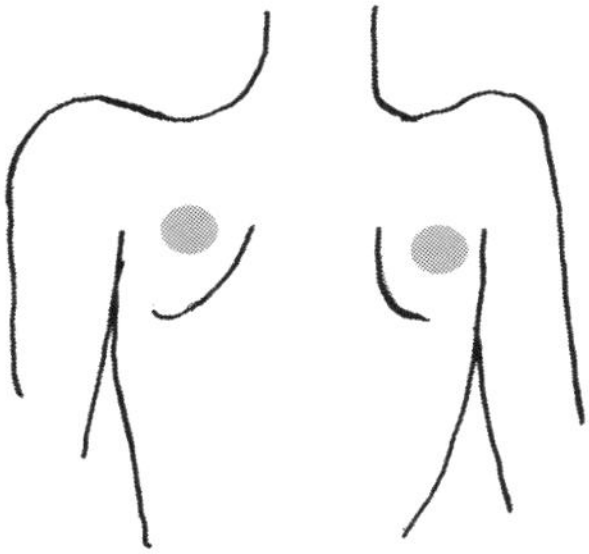

さあ、かかとから頭まで感じましたね。

それでは、息を大きく吸って
そしてゆっくりとはいてください。
自分のペースでいいですよ。

自分のペースで繰り返してください。
大きく吸う。
ゆっくりとはく。

自分が風船になったイメージで。
足の裏まで、
風船をふくらませるイメージで。

呼吸は
鼻からでも口からでもかまいません。
足の裏までふくらますつもりで
深呼吸してください。
そしてラクにして……（10秒くらいの間）

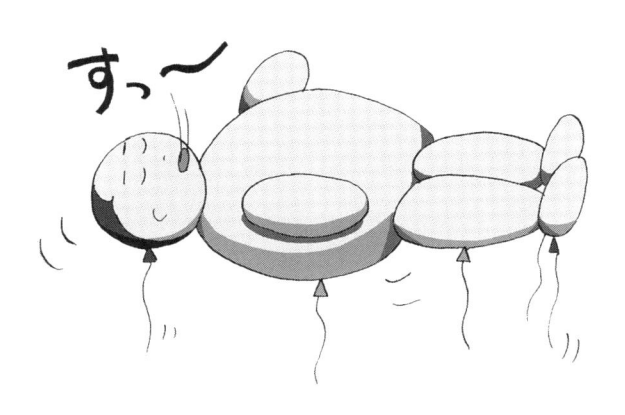

比べてみてください。
先ほどと、地面との接触した感じを。

ひざの後ろの感じを、
先ほどと比較してください。

今度は、あごをつきあげるようにそらしてください。
グッと力を入れないように
丁寧に優しく行ってみましょう。

動きが止まったところで、
元に戻してください。

首筋が伸びています。
これを繰り返してください。

伸びたら、戻す。
ゆっくりと丁寧に……。

伸びたら、戻す。

どうですか？
床との接触は増えましたか？

中には増えない人もいます。
でも床との接触が増えたり、
痛かったところが消えたりします。

ゆっくり、ゆっくり、
起き上がってください。

このワークは、眠りの質も良くします。

＊『自閉っ子の心身をラクにしよう！』栗本啓司＝著より

こういう本を読んできました

『発達障害は治りますか?』●神田橋條治 ほか=著●花風社

『自閉っ子、こういう風にできてます!』●ニキ・リンコ+藤家寛子=著●花風社

『人間脳を育てる──動きの発達&原始反射の成長』●灰谷 孝=著●花風社

『愛着障害は治りますか?──自分らしさの発達を促す』●愛甲修子=著●花風社

『支援者なくとも、自閉っ子は育つ──親子でラクになる!34のヒント』●こより=著●花風社

『自閉っ子の心身をラクにしよう!──睡眠・排泄・姿勢・情緒の安定を目指して今日からできること』●栗本啓司=著●花風社

『芋づる式に治そう!──発達凸凹の人が今日からできること』●栗本啓司+浅見淳子=著●花風社

『人間脳の根っこを育てる──進化の過程をたどる発達の近道』●栗本啓司=著●花風社

『合理的配慮と発達保障』Kindle版●浅見淳子=著●花風社

『藤家寛子の闘病記』Kindle版●藤家寛子=著●花風社

『鼻のしくみと子どもの成長[みんなの保育大学〈10〉]』●高橋 良=著●築地書館

『図解・感覚器の進化──原始動物からヒトへ水中から陸上へ』●岩堀修明=著●講談社

『皮膚は考える〔岩波科学ライブラリー112〕』●傳田光洋＝著●岩波書店

『入門人体解剖学』●藤田恒夫＝著●南江堂

『人体生理の基礎』●真島英信＋石田絢子＝著●杏林書院

『運動・からだ図解　脳・神経のしくみ』●石浦章一＝著●マイナビ

『爆発的進化論――1％の奇跡がヒトを作った』●更科功＝著●新潮社

『脳の中の身体地図――ボディ・マップのおかげで、たいていのことがうまくいくわけ』●サンドラ・ブレイクスリー＋マシュー・ブレイクスリー＝著●小松淳子＝訳●インターシフト

『矯正歯科医が教える　満1歳で離乳が終わる〝らくらく〟育児――今の離乳食はまちがいだらけ』●金俊熙＝著●現代書林

『風邪の効用』●野口晴哉＝著●筑摩書房

『整体　楽になる技術』●片山洋次郎＝著●筑摩書房

『身体感覚を磨く12ヶ月』●松田恵美子＝著●筑摩書房

『誰にもわかる操体法の医学』●橋本敬三＝著●農文協

『正体術大意――操体法の源流ともいわれる「正体術」電子書籍復刻版』Kindle版●高橋迪雄＝著●ｐｕｒｕ＝編集●富楼那阿難堂

『生命形態学序説――根原形像とメタモルフォーゼ』●三木茂夫＝著●うぶすな書院

『うつ・パニックは「鉄」不足が原因だった』●藤川徳美＝著●光文社

感覚過敏は治りますか？

幻のあとがきご案内

本書のあとがきは下記にアップされています。ご興味のある方はお読みください。

【花風社ウェブサイト】

http://kafusha.com/products/detail/44

著者紹介

栗本啓司（くりもと・けいじ）

1971年神奈川県生まれ。順天堂大学体育学部体育学科卒(現スポーツ健康科学部)。中学校・高等学校教諭一種免許（保健体育）取得。大学卒業後、幼児体操及び障害児（者）施設での体操教室の指導に携わり、障害の有無、老若男女問わず、生涯を通じての身体育てと体と心の繋がりを探求してきた。古今東西の身体訓練法やボディーワークを学び、現在神奈川県小田原市にて「からだ指導室 あんじん」を主宰する傍ら、障害児・者施設等で体操指導にあたる。個人個人の身体感覚を大切にするアプローチをしながら、その人らしく生き生きとしなやかに生きることをサポートしている。著者に『自閉っ子の心身をラクにしよう！』『人間脳の根っこを育てる』、浅見淳子との共著に『芋づる式に治そう！』がある。

＊　＊　＊　＊

「からだ指導室あんじん」ウェブサイト
https://karada-anjin.com/

浅見淳子（あさみ・じゅんこ）

編集者。（株）花風社代表取締役。

感《かん》覚《かく》過《か》敏《びん》は治《なお》りますか？

2018年　5月19日　第一刷発行
2021年　5月19日　第四刷発行

著者　栗本啓司

イラスト・マンガ　小暮満寿雄
デザイン　土屋 光
発行人　浅見淳子
発行所　株式会社花風社
〒151-0053 東京都渋谷区代々木 2-18-5-4F
Tel：03-5352-0250　Fax：03-5352-0251
Email：mail@kafusha.com　URL：http://www.kafusha.com
印刷・製本　中央精版印刷株式会社

ISBN978-4-909100-06-1